DU CATGUT

CONSIDÉRÉ

AU POINT DE VUE

DE

LA LIGATURE DES VAISSEAUX

PAR

Pierre BERNARD

Docteur en médecine de la Faculté de Paris.
Ancien élève de la Faculté libre de Lille

PARIS

A. PARENT, IMPRIMEUR DE LA FACULTÉ DE MÉDECINE

A. DAVY, successeur

31, RUE MONSIEUR-LE-PRINCE, 31

1882

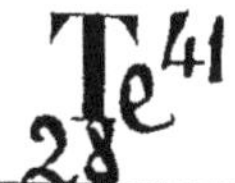

DU CATGUT

CONSIDÉRÉ

AU POINT DE VUE

DE

LA LIGATURE DES VAISSEAUX

PAR

Pierre BERNARD

Docteur en médecine de la Faculté de Paris,
Ancien élève de la Faculté libre de Lille.

PARIS

A. PARENT, IMPRIMEUR DE LA FACULTÉ DE MÉDECINE

A. DAVY, successeur

31, RUE MONSIEUR-LE-PRINCE, 31

—

1882

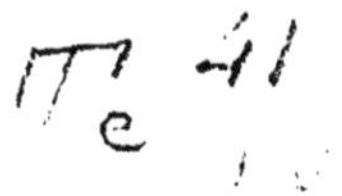

A MA MÈRE

A M. LE DOYEN ET MM. LES PROFESSEURS
DE LA FACULTÉ LIBRE DE LILLE

Bernard.

DU CATGUT

CONSIDÉRÉ AU POINT DE VUE

DE LA LIGATURE DES VAISSEAUX

AVANT-PROPOS

L'idée de ce travail nous a été inspirée par les excellents résultats obtenus de l'emploi du catgut phéniqué à l'hôpital Sainte-Eugénie de Lille. Depuis trois ans M. le professeur Faucon a employé uniquement ce fil pour toutes les ligatures faites dans son service : jamais il n'a observé d'hémorrhagie secondaire ; tous les fils, à l'exception de deux, se sont résorbés et très souvent la réunion immédiate des plaies a été obtenue. En présence de ces faits nous avons pensé qu'il y aurait un certain intérêt à résumer en quelques pages l'histoire des ligatures au catgut. Quoique nous ayons lu un grand nombre de travaux sur ce sujet, beaucoup nous ont sans doute échappé. Néanmoins, sans être complet, nous croyons avoir indiqué les points importants de la question et cité les principaux résultats obtenus par ce moyen d'hémostase.

Après avoir énuméré les inconvénients des ligatures en soie, en chanvre ou en lin, nous passerons rapidement en revue les moyens proposés pour y remédier. Un des procédés essayés dans ce but est l'emploi du catgut en ligatures perdues. Quelques pages seront consacrées au mode de préparation de cette substance, à la manière dont elle se comporte dans l'organisme et à son action sur le vaisseau lié. Puis nous chercherons à établir par un certain nombre d'observations, la supériorité du catgut sur les autres fils à ligature et l'innocuité de son séjour dans les tissus.

M. le professeur Faucon a bien voulu nous aider de ses conseils et nous permettre de disposer d'un certain nombre d'observations recueillies dans son service : nous sommes heureux de pouvoir lui témoigner ici notre reconnaissance.

INCONVÉNIENTS DES LIGATURES ORDINAIRES

Une ligature qui reste dans les tissus jusqu'à la section complète du vaisseau, joue le rôle de corps étranger et même quelquefois de séton irritant, la substance dont elle est formée s'imbibant de liquides promptement putrescibles (1). Elle irrite la plaie, dé-

(1) Stouff. Thèse de Paris, 1879.

termine la suppuration et est un obstacle à la réunion par première intention. Le point de l'artère embrassé par la ligature se mortifie nécessairement et une inflammation suppurative, augmentée par la présence du fil, tend à éliminer celui-ci en même temps que la partie sphacélée. Cette inflammation s'étend à l'extrémité de l'artère et détruit les adhérences qui unissent les lèvres de division des membranes internes entre elles et avec la base du caillot. Ce dernier reste donc seul pour s'opposer aux hémorrhagies secondaires. Si l'inflammation ulcérative est intense, elle détruit les tuniques artérielles au niveau du caillot et une hémorrhagie est inévitable (1).

La nécessité de la section de l'artère après un nombre de jours très limité empêche d'appliquer la ligature près d'une collatérale. Il faut en effet qu'un caillot suffisamment long et résistant puisse se former pour oblitérer l'artère au moment de la chûte du fil. Or, s'il se trouve près du point lié une branche importante, le courant sanguin y trouve une issue et la stagnation, condition nécessaire à la formation d'un caillot, ne peut être obtenue.

Le fil peut tomber prématurément, c'est-à-dire qu'il peut sectionner l'artère avant que l'oblitération ne soit assez complète pour opposer un obstacle à la production d'une hémorrhagie. Son élimination peut au contraire être retardée et ces chutes tardives, qu'elles soient dues à un défaut d'inflammation de la plaie (Verneuil), à une striction insuffisante du vaisseau

(1) Notta. Thèse de Paris, 1850.

(Ripoll), à ce que le fil embrasse dans son anse du tissu fibreux, accroche une esquille osseuse ou se trouve englobé dans des bourgeons charnus (Trélat), s'opposent parfois pendant un temps considérable à la cicatrisation de la plaie. Lister (1) cite un cas où une ligature placée sur une artère du corps thyroïde ne tomba que six mois après l'opération. M. Verneuil, dans un cas d'ablation du sein, a vu des ligatures persister six semaines; Dubreuil et Perrin en ont vu rester en place pendant deux ou trois mois (2).

En dehors de ces cas exceptionnels la ligature persiste normalement un temps considérable : elle ne tombe que du dixième au vingtième jour (3). Durant cette longue période la plaie ne peut se cicatriser et le malade est exposé à tous les dangers attribués par beaucoup de chirurgiens aux blessures longtemps ouvertes. En outre, dans certains cas l'artère est longtemps située au fond d'une plaie profonde et étroite, baignée par le pus qui ne s'écoule que difficilement, et, par conséquent, est exposée à s'ulcérer.

Impossibilité d'obtenir une cicatrisation immédiate, voilà donc le grand inconvénient des ligatures ordinaires.

Pour y remédier un certain nombre de chirurgiens ont cherché des substances susceptibles de rester dans les tissus sans amener la suppuration, capables de s'enkyster ou de se résorber et par conséquent per-

<hr>

(1) British med. Journ., fév. 1881.
2) Société de chirurgie, fév. 1875.
(3) Chassaignac. Traité des opérations chirurgicales.

mettant la réunion par première intention. D'autres
ont cherché à obtenir l'occlusion des artères, par des
procédés mécaniques ne laissant pas de corps étranger dans la plaie ou au moins, n'en laissant que pendant un temps relativement très court.

Nous allons rapidement passer en revue les principales de ces méthodes avant de nous arrêter plus
longuement à l'une d'elles, la ligature au catgut, dont
l'emploi est aujourd'hui extrêmement répandu.

DIVERS PROCÉDÉS D'HEMOSTASE

PROPOSÉS POUR REMPLACER LA LIGATURE ORDINAIRE.

« Celui qui trouvera le moyen d'oblitérer les artères sans interposition d'un corps étranger qui empêche la réunion par première intention, rendra peut-
être à l'humanité un service plus signalé que celui
d'Ambroise Paré inventant la ligature des vaisseaux
dans les amputations. » (Malgaigne.)

Un certain nombre de procédés ont été tentés pour
arriver à ce but. Nous pouvons les ranger dans deux
catégories différentes : moyens n'agissant que peu
d'instants sur l'artère, moyens agissant d'une façon
continue.

Nous n'entreprendrons pas la description détaillée
de ces divers procédés : le but que nous nous sommes
proposé en écrivant cette thèse s'y oppose et nous

sortirions des limites ordinaires d'une étude de- ce genre. Nous nous bornerons à les énumérer.

Dans la première classe sont comprises :

1° La ligature temporaire conseillée par Jones et par Travers. Une des difficultés de cette méthode est de retirer le lien sans tirailler l'artère (1).

2° La ligature médiate et temporaire de Scarpa, consiste à interposer entre l'artère et le fil un cylindre de toile enduit de cérat.

Suivant l'auteur, après trois ou quatre jours l'oblitération est assez solide pour que l'on puisse retirer l'appareil. Le fil enlevé, on peut réunir la plaie et hâter ainsi de beaucoup la guérison. Ollivier publie les observations de ligature de quatre fémorales et d'une carotide par ce procédé : toutes ont réussi.

Le procédé de Scarpa présente plusieurs inconvénients sérieux : il introduit dans la plaie un corps étranger beaucoup plus volumineux qu'un simple fil à ligature ; de plus pour retirer ce fil et le cylindre de toile on doit introduire les doigts dans la plaie et détruire plus ou moins les adhérences commençantes entre l'artère et les tissus voisins.

De ses expériences Béclard conclut que ce procédé n'empêche pas l'ulcération du vaisseau quand la ligature est laissée en place un temps suffisant pour en amener l'oblitération (2).

3° Cline, par une ligature temporaire modérément serrée, essaie d'obtenir une compression suffisante

(1) Dunogier. Thèse de Paris, 1875.
(2) Archives de médecine, 1823, p. 245.

pour fermer le vaisseau sans le diviser par ulcération.

Holmes affirme que ces méthodes sont plus dangereuses que la simple ligature avec un fil de soie.

4° L'acupressure inventée par Simpson (1864), consiste à comprimer l'artère lésée avec la partie moyenne
d'une aiguille dont les deux extrémités sont mainte-
nues par les tissus voisins. C'est un moyen d'hémostase qui n'est applicable que dans un petit nombre de cas. L'oblitération ne s'opère pas par déchirure
des tuniques internes; il y a simple accollement des
parois vasculaires; le travail d'occlusion est bien dis-
tinct de celui qui suit la ligature et peut être rappro-
ché de l'action des ligatures plates ou des ligatures
médiates.

5° La torsion, préconisée par Thierry en 1829, pour
un grand nombre de chirurgiens n'est applicable
qu'aux petits vaisseaux; Kocher la considère comme
l'idéal des moyens d'hémostase pour les artérioles.
Cependant Bryant et Hill en Angleterre, M. Tillaux
en France, l'appliquent aux plus grosses artères. Hill
cite cinq cas de torsion de la fémorale dont aucun ne
fut suivi d'hémorrhagie (1).

6° Speir préconise un instrument de son invention
qu'il appelle constricteur des artères. Il est destiné à
rompre les tuniques internes du vaisseau; l'externe se
fronce au-dessus d'elles et le caillot peut alors se former. Quelques essais sur les animaux ont été suivis
de succès: l'expérience clinique fait encore défaut (2).

(1) Gaz. hebdomadaire, 1871.
(2) Gaz. hebdomadaire, 1871.

7° La forcipressure a donné d'excellents résultats même appliquée aux plus gros vaisseaux, à MM. Verneuil, Kœberlé et Péan. M. Verneuil (1) reconnaît à cette méthode toute la sécurité des ligatures; les pinces qu'il laisse en place en moyenne de vingt-quatre à quarante-huit heures n'occasionnent, contrairement à ce que l'on a prétendu, ni douleurs excessives, ni inflammation violente de la plaie (2).

Nous n'avons pas vu appliquer la forcipressure à des artères d'un très gros calibre. Une fois cependant, dans une plaie anfractueuse de la région mastoïdienne, une hémorrhagie abondante s'étant déclarée par suite de la lésion de l'artère occipitale, M. Faucon put l'arrêter en saisissant le vaisseau avec une pince à forcipressure qu'il laissa à demeure dans la plaie pendant trente-six heures.

Les ligatures temporaires et médiates ont fait leur temps et ne sont plus guère employées. Quant aux autres procédés, malgré les beaux résultats qu'ils ont donnés entre les mains d'habiles chirurgiens, beaucoup leur préfèrent encore la ligature lorsqu'il s'agit d'oblitérer un vaisseau de gros calibre. C'est pourquoi, en même temps que l'on expérimentait ces méthodes, cherchait-on à perfectionner autant que possible le mode d'application des ligatures et la substance même du fil destiné à étreindre les vaisseaux.

La première réforme introduite fut la section de

(1) Stouff. Thèse de Paris, 1819.
(2) Weiss. Thèse d'agrégation, Paris, 1880.

l'un des bouts du fil, de manière à diminuer autant
que possible le volume des corps étrangers aban-
donnés dans la plaie.

Stone le premier, en 1829, tenta sur l'homme la ligature des artères avec un fil d'argent très fin (1). Il
opéra sur l'iliaque primitive. Il pensait avec raison,
qu'un fin morceau de métal pourrait séjourner dans
les tissus et s'y enkyster sans provoquer de réaction
inflammatoire. Cependant ces fils sont d'un manie-
ment difficile ; ils se rompent souvent lorsqu'on
étreint une artère de petit calibre ; de plus Howard a
montré qu'ils déterminent parfois autour d'eux et à
une époque plus ou moins éloignée, la formation
d'abcès qui peuvent amener la rupture des vaisseaux (2).

Holmes expérimenta également les ligatures mé-
talliques. Il lia la fémorale : la plaie suppura, mais
guérit en quinze jours sans que l'on revit trace de la
ligature. Il lia de même la carotide d'un âne. Ayant
sacrifié l'animal six semaines après, il trouva l'artère
non divisée et parfaitement oblitérée.

Il arrive cependant à cette conclusion, que le fil de
soie est préférable au fil de métal, car avec celui-ci il
suffit de serrer la ligature un peu fort pour couper
les tuniques plus profondément et produire une ulcération plus rapide que ne le fait la soie (3).

Divers métaux ont été employés ; outre l'argent, on
s'est servi de l'or, du platine, du plomb et du fer.

(1) Petit. Revue mensuelle, 1877.
(2) Dunozier. Thèse de Paris, 1875.
(3) Gazette des hôpitaux, 1876.

En 1863, Tyler Smith annonçait dix guérisons sur quatorze opérations d'ovariotomie pendant lesquelles il avait fait toutes ses ligatures avec des fils de soie qu'il coupait au ras du nœud et abandonnait dans la cavité abdominale.

Suivant Ripoll (1), la présence d'une ligature de soie dont les deux extrémités sont coupées ras, est absolument sans inconvénient dans les cicatrices des moignons d'amputation. Dans les réunions immédiates et complètes, l'anse du fil reste prisonnière dans le tissu de cicatrice où elle s'enkyste le plus souvent à la façon de tous les corps étrangers et où on peut la retrouver au bout d'un temps très long si on a l'occasion de faire l'autopsie d'un amputé. Quelquefois cet enkystement n'a pas lieu et la ligature, provoquant à une époque variable une petite inflammation circonscrite, s'achemine peu à peu vers la cicatrice qu'elle entr'ouvre tout juste pour se créer un passage et s'échappe enfin au dehors, laissant derrière elle un trajet fistuleux promptement fermé. Il vaut infiniment mieux selon lui, agir de cette façon que de laisser pendre un fil hors de la plaie. Il n'y a à cela aucun inconvénient et la réunion immédiate est singulièrement favorisée. Ripoll ne conseille cependant pas cette méthode pour les cas d'ablation de tumeurs car le nœud, par sa présence dans le tissu de cicatrice, pourrait devenir le point de départ d'une inflammation locale favorable à la récidive.

(1) Revue médicale de Toulouse, 1875.

Dès 1815 Lawrence et Cooper avaient lié des artères avec des fils de soie qu'ils coupaient ras et abandonnaient dans la plaie ; leurs premiers essais n'occasionnèrent aucun accident et les blessures se cicatrisèrent en moins de six jours. Mais ils éprouvèrent aussi des revers et la présence de la ligature fut le point de départ d'abcès fistuleux qui ne se tarirent qu'après expulsion du corps étranger. Watson, Peaslee, Hodgson, Cumin ont observé des cas ou de telles ligatures ne furent éliminées qu'après deux, cinq, dix mois et même plusieurs années. Bryant dans une autopsie, trouva trois ligatures de soie dénouées et flottant dans de petites cavités remplies de pus (1)

Dans un mémoire publié en 1868, Lister (2) affirme qu'un fil à ligature doit pouvoir séjourner dans une plaie sans l'irriter. S'il provoque des accidents, c'est uniquement parcequ'il est recouvert de germes atmosphériques qui produisent la putréfaction. Si donc le fil a été plongé dans un liquide antiseptique, il ne doit ni causer d'irritation ou de suppuration, ni entraver la réunion par première intention. Lister espérait qu'avec sa méthode, le fil coupé ras dans la plaie pourrait s'enkyster comme un plomb de chasse ou même se résorber ; en tout cas ce fil, dépourvu de toute propriété irritante, laisserait toute leur force aux parois artérielles non altérées. Il cite l'observation d'une ligature de la carotide chez un cheval avec un fil de soie phéniqué. La réunion fut immédiate et

<hr>

(1) Reverdin. Thèse de Strasbourg, 1874.
(2) Gross. Méthode antiseptique de Lister.

six semaines après, l'animal étant sacrifié, il trouva l'artère parfaitement oblitérée, le fil non altéré et entouré de tissu fibreux de nouvelle formation.

Cependant une malade à laquelle il avait lié par le même procédé l'iliaque externe, étant morte dix mois plus tard, il trouva il est vrai, la ligature en partie disparue et le nœud très diminué et enkysté; mais autour du point lié il y avait une petite collection purulente. Ce fait constituait une grave objection à l'emploi de la soie phéniquée et conduisit Lister à chercher une autre substance dépourvue de toute propriété irritante en même temps que parfaitement résorbable. (1)

DES LIGATURES RÉSORBABLES.

Il était difficile de trouver une substance assez peu résorbable pour ne pas se ramollir avant l'oblitération complète du vaisseau et, ce résultat obtenu, capable de disparaître complètement; assez résistante pour étrangler l'artère, quoique pouvant rester un certain temps dans les tissus sans les irriter; une substance qui n'amenât pas autour d'elle de travail d'élimination et abandonnée dans la plaie, permît la réunion par première intention en supprimant les inconvénients d'une chute plus ou moins tardive. Ce fil devait en outre ne pas sectionner l'artère, ou tout au moins n'opérer cette section qu'après une cicatrisa-

(1) Gazette médicale, avril 1869. Traduit de The Lancet.

tion parfaite du vaisseau et mettre par cela même à l'abri des hémorrhagies secondaires.

Pour atteindre ces buts multiples, un grand nombre de substances ont été essayées.

En 1814, Physieck (1) propose l'emploi de ligatures en peau de chamois qu'il taille en lanières et roule sur une table plane pour les arrondir. Dorsey emploie de la même manière la peau de chevreau non tannée. Jameson, de Baltimore, lia avec ces fils la fémorale, la carotide, l'iliaque; jamais il n'observa d'hémorrhagie secondaire, jamais il ne vit reparaître sa ligature.

Hartshorne, dans une amputation de cuisse, lia avec succès tous les vaisseaux à l'aide de bandelettes de parchemin (2).

D'autres auteurs ont préconisé l'emploi de la soie nature, c'est-à-dire n'ayant subi d'autre préparation que le dévidage et le filage.

M. Spencer Wells (3), dans toutes les ligatures faites pendant ses nombreuses ovariotomies, n'emploie que l'appareil sécréteur du ver-à-soie étiré en un fil résistant et séché. Il nomme cette subtance « Silk-worm-gut » et dit n'en avoir jamais obtenu que d'excellents résultats.

Girdlestone expérimente des ligatures faites avec les tendons de la queue du kanguroo. Les tendons pris sur un animal fraîchement tué sont trempés dans

(1) Talamon. Revue mensuelle, 1877.
(2) Petit. Revue mensuelle, 1877.
(3) Du Pré. Chirurgie antiseptique.

l'eau froide pendant quelques heures, puis passés dans une solution phéniquée et séchés. Avant d'en faire usage, il faut les ramollir en les faisant tremper pendant quelque temps dans une solution phéniquée. A Melbourne ces fils sont, paraît-il, généralement employés pour les ligatures et les sutures (1).

Barwell (2) en liant une artère se propose d'en laisser intactes les trois tuniques. Le meilleur moyen d'atteindre ce but est selon lui l'application de ligatures plates. Il se sert de bandes musculeuses tirées de la tunique moyenne de l'aorte de bœuf. Il cite douze cas de ligatures de gros vaisseaux faites par cette méthode : toutes furent suivies de succès. Cette substance mettrait un temps suffisamment long à se résorber pour pouvoir servir à lier les artères les plus volumineuses.

Cooper (3) le premier proposa l'emploi du boyau de chat pour les ligatures, pensant que, constitué par un tissu animal analogue aux tissus au milieu desquels il est plongé, il serait probablement résorbé ou, du moins, aurait moins de chances d'irriter les parties. Le 15 octobre 1817, il lie la fémorale d'un homme de quatre-vingts ans pour un anévrysme poplité avec un fil de boyau de chat préalablement trempé dans de l'eau à 100° F. Le quatrième jour il trouve la plaie parfaitement réunie ; trois semaines après le malade se promène ; au 17 décembre la plaie n'a encore présenté aucun symptôme d'irritation.

(1) Revue des sciences médicales, t. XVII.
(2) Stimson. American journ. of med. sc., janv. 1881.
(3) Holmes. Gaz. des hôpitaux, 1876.

Mais plus tard Cooper éprouve des déboires : trois fois il emploie la corde à boyau. Chaque fois la ligature tombe par suppuration et ulcération comme un fil ordinaire. Il lie la carotide d'un chien et trouve quinze jours après l'artère coupée et la ligature non disparue et enkystée. Il conclut que le boyau de chat n'est pas résorbable, mais peut simplement rester quelque temps dans les tissus sans produire d'irritation. Il en rejette complètement l'emploi.

Porta (1) avec la même substance lie trois fois la carotide, la fémorale et l'humérale, une fois l'iliaque externe et la tibiale postérieure. Dans aucun de ces cas il n'y eut de différence sensible avec la marche ordinaire des ligatures. Une seule fois, lors de la ligature de la carotide, la plaie se ferma en quatre jours. Mais un semblable résultat peut être obtenu avec n'importe quel genre de fil dont les bouts sont coupés ras : Wright et Lister l'ont obtenu avec la soie, Lizars avec le chanvre, Holmes avec l'argent. Dans une série d'expériences postérieures, trente-cinq fois seulement sur quatre-vingts, Porta vit son fil se résorber (2). Chassaignac, dans son Traité des opérations chirurgicales, déclare qu'on ne peut faire aucun fond sur les ligatures dites résorbables.

Les premières expériences de Lister, faites avec de la corde à boyau, furent publiées en 1868 (3). Lister expérimentait en même temps un fil formé de péri-

(1) Holmes. Gaz. des hôpitaux, loc. cit.
(2) Talamon. Revue mensuelle, 1877.
(3) The Lancet, 1868.

Bernard.   2

toine de bœuf tordu. Ayant lié la carotide d'un veau en deux points différents avec ces deux substances, il trouve au bout d'un mois les ligatures converties en tissu vivant fibreux adhérant à l'artère et, sauf au niveau des nœuds, ne présentant plus trace des éléments du fil employé. Lister conclut « qu'en appliquant sur une artère une ligature de tissu animal, on entoure, semble-t-il, le vaisseau d'un anneau de tissu vivant et on le fortifie à l'endroit où on l'oblitère. » Le fil à boyau après trente jours devait donc être en partie résorbé, en partie remplacé par de nouveau tissu.

Ainsi que l'avaient fait Cooper et Porta, Lister employa d'abord la corde à boyau du commerce n'ayant subi aucune préparation particulière. Si ses essais avec cette substance avaient été plus nombreux, il aurait probablement éprouvé les mêmes déceptions que ses devanciers. Mais il en arriva bientôt à faire subir au catgut une préparation destinée à le rendre antiseptique en même temps que moins cassant. Beaucoup de substances organiques préparées de la même manière pourraient sans doute servir au même usage et donner les mêmes résultats. Des essais n'ont été faits qu'avec le catgut : ce sont ceux-là que nous allons résumer.

Le mot catgut désigne simplement la corde à boyau du commerce et, pour indiquer qu'elle a subi une préparation la rendant propre à l'usage chirurgical, les Anglais lui adjoignent toujours une épithète (carbolized, chromicised catgut). Dans cette étude nous nous

conformerons à l'usage à peu près général en France :
pour nous, catgut sera synonyme de corde à boyau
ayant été soumise à l'action de l'acide phénique.

DU CATGUT.

I

Le catgut, encore nommé corde à boyau, boyau de
chat, corde de violon, se prépare en isolant par le
raclage la tunique celluleuse sous-muqueuse de l'intestin du mouton ; on tord cette tunique, on la sèche
et on l'expose aux vapeurs de soufre : tel est le catgut
que l'on trouve dans le commerce. Lister (1) donne
des instructions très précises aux chirurgiens qui
voudraient préparer eux-mêmes leur fil : nous ne
pouvons les transcrire ici. Nous citerons seulement
deux précautions importantes à observer : l'intestin
dont on se sert ne doit pas être en voie de décomposition et, pendant le séchage, il faut avoir soin de ten-
dre suffisamment la corde pour qu'elle ne puisse se
détordre.

Le boyau de chat du commerce est cassant ; si on
le trempe dans l'eau à la température du corps hu-
main, il ne peut retenir un nœud (2) ; plongé dans du
sérum chaud, en une demi-heure il se ramollit, de-

(1) British med. Journ., fév. 1881.
(2) Darutz. Gaz. hebd., 1875.

vient pulpeux en perdant toute consistance ; il n'est bon
à aucun usage et doit nécessairement subir une préparation spéciale.

Voici la formule indiquée par Lister : à cinq parties
d'huile d'olives on mélange une partie d'une solution
d'acide phénique ainsi formée :

$$
\begin{aligned}
&\text{Acide phénique.} &&100 \\
&\text{Eau} \ldots \ldots \ldots &&5
\end{aligned}
$$

Une solution d'acide phénique dans l'huile ne don-
nerait aucun bon résultat. La présence de l'eau est
absolument indispensable. La corde à boyau doit
séjourner dans ce liquide pendant longtemps avant
de pouvoir être employée : une immersion de plusieurs mois n'a rien d'exagéré. Lister se sert de catgut
plongé dans l'huile phéniquée depuis douze ans et
n'en obtient que de bons résultats.

Mac-Mamara dit avoir éprouvé des insuccès après
des ligatures faites avec un catgut ayant séjourné longtemps dans ce liquide ; il conseille de remplacer l'huile
végétale par de l'huile de foie de morue ou toute autre
huile de poisson.

Un bon catgut doit présenter une résistance suffisante pour ne pas se rompre sous l'effort de la traction
des mains ; il faut que, plongé pendant un certain
temps dans du sérum, il conserve sa résistance ; que
le nœud tienne d'une façon très solide non seulement
au moment de l'opération, mais longtemps après ;
quand on lie un vaisseau au voisinage d'une collatérale, l'action du fil doit durer longtemps et le catgut

en diminuant d'épaisseur, doit conserver un certain degré de ténacité.

La longueur du temps que demande la préparation d'un bon catgut est une sérieuse objection à son emploi ; la plupart des fabricants peuvent ne pas attacher une importance assez grande à ce détail et fournir un fil qui n'a pas séjourné assez longtemps dans l'huile phéniquée. Lister et Holmes attribuent leurs insuccès et ceux des autres chirurgiens à cette seule cause.

Lister a essayé de préparer en moins de temps un catgut également sûr (1). Il traita d'abord le fil à boyau par le tannin, mais n'obtint pas de bons résultats. L'agent auquel il donna finalement la préférence fut l'acide chromique. Il dissout une partie d'acide chromique dans 4,000 parties d'eau et y ajoute 200 parties d'acide phénique pur. Il faut avoir soin de ne plonger dans ce liquide qu'un poids de catgut égal au poids d'acide phénique employé. Après une immersion de quarante-huit heures, on retire le fil, on le sèche et on le conserve dans de l'huile phéniquée. Il est alors propre à tous les usages.

Il est nécessaire de ne pas laisser séjourner le fil trop longtemps dans le liquide préparateur, car par cette nouvelle méthode il peut facilement être *trop préparé*. Il peut arriver, et Lister en cite des exemples, que la ligature occasionne un abcès après plusieurs semaines et qu'on la retrouve intacte au milieu de granulations. La préparation suivant l'ancienne

(1) Lister. British med. Journ., fév. 1881.

méthode ne présente pas ce danger : après douze ans
de séjour dans l'huile phéniquée, le catgut n'a rien
perdu de ses qualités. En présence de ces faits on peut
se demander si le nouveau mode de préparation à
l'acide chromique est préférable à l'ancienne méthode :
il doit arriver plus facilement, nous semble-t-il, de
laisser séjourner quelques heures de plus qu'il ne
faut un fil dans un flacon, que de l'en retirer quelques
semaines trop tôt.

Zweifel, d'Erlangen, signale (1) un grave accident
attribué au catgut. Douze jours après avoir été opérée
d'une petite fistule vésico-vaginale, une de ses malades fut atteinte de pyohémie et succomba. L'autopsie
démontra que l'infection n'avait pu provenir que des
organes pelviens. Les instruments ayant servi à
l'opération avaient été plongés dans l'eau phéniquée
pendant plusieurs heures avant qu'on en fît usage.
L'infection fut donc attribuée au catgut employé pour
les sutures. Zweifel fut confirmé dans cette opinion
en lisant la relation d'un cas analogue. Il s'agissait
d'une ovariotomie : l'opération avait été faite avec
toutes les précautions de la méthode antiseptique. La
malade mourut cependant d'infection purulente et
l'examen du catgut qui avait servi pour les ligatures
y fit découvrir la présence de bactéries. Zweifel se
hâta alors d'examiner son fil et y constata également
la présence d'une quantité de micro-organismes ; ce
catgut avait cependant toujours été conservé dans de

____

(1) American journ. of med. sciences, 1879.

l'huile phéniquée. Les bactéries possèdent-elles une certaine immunité vis-à-vis de l'acide phénique ? L'auteur pense plutôt qu'elles peuvent se développer grâce à la grande volatilité de l'acide phénique qui s'évapore surtout dans un appartement chaud, même s'il est renfermé dans des flacons bien bouchés. Ces deux faits expliqueraient peut-être les cas de pyohémie survenus après certaines opérations malgré les précautions antiseptiques les plus minutieuses. La seule mesure que l'on puisse opposer au développement de ces bactéries est le renouvellement périodique du liquide conservateur du catgut.

L'emploi de catgut provenant d'animaux malades ne serait-il pas aussi une source de dangers ? Les bactéridies charbonneuses, par exemple, douées d'une si grande vitalité, ne peuvent-elles pas résister à l'action du liquide préparateur et devenir un danger d'infection pour l'opéré ? Nous ne trouvons heureusement jusqu'ici la relation d'aucun accident de ce genre.

II

Comment le catgut se comporte-t-il dans les tissus? En premier lieu il ne provoque aucun phénomène d'irritation de la plaie. Cette propriété ne tient pas uniquement à la substance même du fil : elle est due, en partie, à sa préparation antiseptique, puisque la soie et le chanvre préparés suivant cette méthode ont pu dans certains cas séjourner indéfiniment dans les tissus, en partie aussi, nous le verrons plus loin, au pansement appliqué sur la plaie.

Dès 1871, Lister déclare faire toutes ses ligatures au catgut. Jamais il n'a observé l'élimination des fils, jamais d'abcès consécutif à leur abandon dans les plaies, jamais non plus d'hémorrhagies secondaires. Il prétend que les ligatures se résorbent assez rapidement pour ne pas être considérées comme des corps étrangers ; enfin il démontre que le catgut résiste à la décomposition putride en plaçant des ligatures sur des tubes en caoutchouc qu'il laise séjourner dans des liquides en décomposition.

D'après Lucas-Championnière, les expériences faites sur les animaux ont montré qu'après un certain temps le nœud seul de la ligature se distingue des tissus voisins. Au lieu de provoquer un travail d'élimination ayant pour résultat la chute du fil, le catgut n'irrite aucunement la plaie et, dans les moignons, n'entrave en rien la réunion par première intention.

Cette absence d'irritation causée par le catgut permet de le placer sur les tissus les plus susceptibles sans qu'ils présentent aucun phénomène de réaction. Lister a pu suturer les parois de la veine axillaire sans voir se développer le moindre accident. Le voisinage d'une ligature ordinaire est souvent une cause d'inflammation pour la veine satellite de l'artère liée, même si cette veine n'est pas lésée. La ligature au catgut, en diminuant l'irritation de voisinage, met à l'abri de ce danger.

Que devient le fil abandonné dans l'organisme ?

Est-il simplement dissous, absorbé et repris par la circulation sans laisser de traces, comme une substance soluble quelconque ; ou bien s'organise-t-il en tissu pour devenir partie intégrante du corps? Les deux opinions ont été soutenues.

D'après ses premières expériences, Flemming (1) avait conclu que le fil de catgut était dissous par le sérum comme une substance cristalline sans laisser de traces. Plus tard il reconnut que le catgut, du cinquième au vingtième jour, subit un ramollissement de dehors en dedans et s'infiltre de cellules. En dernier lieu le fil serait représenté par une masse de tissu granuleux parcourue par des vaisseaux sanguins de nouvelle formation. Bœckel, sans contredire cette opinion, croit qu'elle est hasardée et ne repose pas sur des recherches assez minutieuses (2).

Lister repousse complètement les conclusions tendant à faire de la disparition du catgut une simple dissolution dans le sérum sanguin. En effet les sutures appliquées à une plaie et dont la partie extérieure est continuellement baignée par les liquides qui s'écoulent de la plaie ne présentent pas de modifications de cette partie, tandis que les portions du fil comprises dans les tissus sont promptement résorbées. De plus, on peut laisser aussi longtemps que l'on veut le catgut dans du sérum, il ne se dissout pas et ne fait que se ramollir. Pour Lister, un fil bien préparé, abandonné dans les tissus, s'érode petit à petit

(1) The Lancet, 1876.
(2) Bœckel. Gaz. hebd., 1877.

sans s'infiltrer de jeunes cellules ; cette érosion ne
commence pas avant une quinzaine de jours. Il com-
pare ce mode de disparition du catgut à celui de certains séquestres ou de certaines portions de tissus
mortifiés qui, n'ayant pas subi l'action de l'air, dis-
paraissent peu à peu au contact des granulations (1).

En 1875, Murinoff, de Saint-Pétersbourg (2), fit
des expériences sur des chiens et des lapins avec des
fils à boyau simples ou imbibés de chloral et avec
du catgut phéniqué. Après deux ou trois jours, toutes
les ligatures étaient imbibées de sucs. Au septième
jour, elles étaient gonflées, molles, recouvertes d'une
mince couche de tissu conjonctif ; les nœuds étaient
adhérents aux tissus voisins. Les fils les plus fins
étaient résorbés en dix jours ; le catgut n° 4 de Lister
en vingt ou trente. Cette disparition s'opérait par
une division du fil en fibrilles qui fondaient au contact des granulations. Le fil à boyau simple n'irrite
nullement les tissus, celui qui est imbibé de chloral
à peine, le catgut phéniqué un peu plus.

Eliaschewitsch (3) s'est livré au même genre de
recherches. Il a constaté qu'au milieu des granulations le catgut se fendille ; il s'en détache des fibrilles
qui se morcèlent à leur tour et ne constituent plus
finalement qu'un détritus granuleux. Ce processus
commence le cinquième jour pour des fils servant à
la ligature de grosses artères chez le chien. Au bout
d'un mois on ne trouve plus trace du fil.

(1) British med. Journ., fév. 1881.
(2) Revue des sciences médicales, t. VII.
(3) Idem.

Rosenberger (1) a aussi cherché à déterminer quel est le sort des ligatures animales abandonnées dans la cavité péritonéale telles que celles du pédicule des kystes ovariques, des adhérences intestinales, des ligatures épiploïques, etc. Ces expériences furent faites sur des chiens, des lapins et des chats. L'auteur employa divers tissus morts : lambeaux de peau, de muscles et autres tissus conservés pendant plusieurs mois dans l'alcool, puis lavés avec une solution phéniquée à cinq pour cent. De ses essais il tire cette conclusion, que le morceau de tissu mort introduit dans le péritoine subit une sorte d'encapsulement, puis est pénétré de cellules migratrices ayant ordinairement la forme de cellules géantes, qui en amènent la destruction.

Callender (2) a également voulu se rendre compte du temps que le catgut persiste dans les tissus. Après l'ablation d'une tumeur graisseuse, une série de fils furent placés dans la plaie, puis retirés à des intervalles de quelques heures les uns après les autres. Callender vit qu'ils diminuaient progressivement ; la résorption semblait complète après cinquante ou soixante heures. Le même auteur fit d'autres expériences à l'aide d'un digesteur automatique. Du catgut fut placé dans l'eau distillée maintenue à 99° F., et y fut maintenu pendant cent heures. Au bout de ce temps il ne présentait aucune altération appréciable. L'auteur conclut qu'après une ligature au catgut on

(1) Revue des sciences médicales, t. XVIII.
(2) The Lancet, 1874.

peut compter sur la formation du caillot pendant cinquante heures environ, et que l'altération du fil n'est pas due seulement à l'humidité, mais à l'action des liquides spéciaux sécrétés par la plaie.

Bryant (1) rapporte trois cas dans lesquels il a pu vérifier la résorption du catgut ; dans l'un la ligature était disparue douze jours après l'opération ; dans les deux autres au treizième et au dix-neuvième jour, on ne put retrouver que le nœud.

M. Faucon a eu l'occasion d'observer ce qui advient des fils de catgut laissés comme drains dans les plaies consécutives à l'ablation des kystes synoviaux. Dans un cas, au huitième jour, sept ou huit fils n° 3 parurent complètement résorbés et on trouva dans les pièces de pansement les extrémités extérieures de ces fils. Dans un autre cas, après l'ablation d'un kyste fongueux produit par la présence d'une aiguille sur le trajet de la gaine de l'extenseur commun des doigts, il crut devoir pratiquer le drainage de toute la gaine à l'aide de fils de catgut. Le dixième jour la moitié des fils semblèrent résorbés, les autres furent extraits par parcelles considérablement diminuées de volume : ils ne présentaient que le tiers ou le quart de la grosseur primitive.

La tolérance des divers tissus pour le catgut semble être à peu près identique, mais c'est surtout en ce qui regarde le péritoine qu'elle est actuellement bien établie.

____

(1) The Lancet, 1877.

Weiss (1) croit que le catgut est si bien toléré, non pas seulement à cause de sa préparation antiseptique, comme le pense Lister, mais surtout à cause de sa facile résorption. En outre, le pansement antiseptique a une action incontestable sur cette tolérance; il concourt à modérer la réaction des tissus et à faire tolérer les corps étrangers, et spécialement les ligatures, introduits dans les plaies.

Certains chirurgiens hésitent à employer le catgut en ligatures à cause de sa trop facile résorption. William Macewen (2), ayant constaté que le fil employé par lui cédait en quarante-huit heures, tenta une nouvelle méthode de préparation pour permettre à ses ligatures de maintenir la constriction pendant un plus long espace de temps. Il fait une solution aqueuse d'acide chromique au cinquième et mélange une partie de cette solution à vingt parties de glycécérine. La corde à boyau introduite dans ce liquide doit y séjourner sept à huit mois pendant lesquels il faut avoir soin d'agiter le flacon de temps à autre. Après huit mois, le catgut est bon pour l'usage et doit être conservé dans l'huile phéniquée. Macewen publie des observations montrant que ce catgut ne produit pas d'irritation dans les tissus et qu'il ne se ramollit pas avant neuf jours. Sa résorption serait complète après une vingtaine de jours. Il se comporterait absolument comme le catgut phéniqué, avec cette seule différence que sa résorption serait moins rapide.

(1) Thèse d'agrégation, 1880.
(2) British med. Journ., janv. 1881.

Cette crainte d'une disparition trop facile du catgu
phéniqué ne nous semble pas fondée et un nouveau
mode de préparation du fil nous paraît inutile. Nous
verrons plus loin qu'un grand nombre de chirurgiens emploient le catgut à l'acide phénique et ob-
tiennent l'oblitération du vaisseau. Bien plus, la résorption, au lieu d'être trop facile, peut quelquefois
ne pas s'effectuer. Bœckel, Gross et d'autres chirurgiens ont observé des cas d'élimination. Deux exemples d'élimination se sont présentés depuis trois ans
dans le service de M. Faucon. Nous croyons utile de
les rapporter en détail.

OBSERVATION I (1).

Le 10 octobre 1881, R... J..., peintre en bâtiment, âgé de 53
ans, fut blessé dans une chute par un éclat de verre long et étroit
qui pénétra au niveau du pli du coude gauche. La plaie avait environ 1 centimètre de longueur. Une hémorrhagie considérable se
déclara aussitôt : le malade eut la présence d'esprit de comprimer la
plaie avec un mouchoir. Un médecin, appelé, arrive cinq minutes
après l'accident, applique un appareil compressif et envoie le malade à l'hôpital. Pendant le trajet, une nouvelle hémorrhagie se déclare : un médecin du voisinage fait un débridement de 2 centimètres et applique 4 pinces à forcipressure sur les vaisseaux qui
donnent. Le malade arrive le soir à l'hôpital ; un pansement de Lister est appliqué par-dessus les pinces.
Le 11. A la visite du matin, le pansement est levé. Après quelques recherches, M. Faucon trouve l'artère humérale complètement
divisée et ses deux bouts distants d'environ 2 centimètres ; il les lie
tous deux avec un fil de catgut nº 2, coupé au ras du nœud. La mé-
diane basilique divisée fut également liée au catgut. Pendant la re-

(1) Recueillie par M. Delassus, interne du service.

cherche du vaisseau, il fut possible de constater une section com
plète du tendon du biceps près de l'insertion radiale. Il eût fallu
faire de grands délabrements pour trouver le bout inférieur.
M. Faucon se borna à placer l'avant-bras dans la flexion à angle
droit. La plaie est fermée par cinq points de suture ; on y pose un
drain et on applique le pansement de Lister.

Les jours suivants, sauf un peu de douleur, il ne se produit rien
de particulier.

Le 14. Le pansement est taché par un peu de sérosité.

Le 15. Par le tube il s'écoule une petite quantité de sérosité louche et sanguinolente.

Les 16 et 17. On trouve sur le pansement un peu de pus crémeux.
L'état général est excellent.

Le 18. On enlève deux des points de suture.

Le 20. On en enlève deux autres ; le dernier oublié ne cause aucun accident et n'est enlevé que le 24. La suppuration est presque
nulle.

Le 27. En faisant le pansement, on trouve hors de la plaie une
des ligatures embrassant un tronçon de vaisseau de quelques millimètres de longueur. Le catgut est très reconnaissable et ne semble
avoir subi aucune altération.

A partir de ce jour la plaie va toujours en diminuant, et le malade
sort le 21 novembre, conservant tous les mouvements de flexion et
d'extension du membre blessé. Il fut revu quatre mois plus tard ; les
mouvements de flexion et d'extension étaient normaux et le membre
blessé aussi vigoureux que l'autre. Aucune autre ligature n'était
sortie.

OBSERVATION II (1).

Le 30 mai 1882, D..., étudiant en médecine, faisant une autopsie,
est blessé à la main par les débris d'un bocal de verre. La plaie a
environ 3 centimètres de longueur et son centre est situé à l'inter-
section du pli palmaire inférieur avec l'axe du quatrième métacar-
pien. Au moment de la blessure, il s'échappe un jet artériel si important que le blessé croit s'être sectionné l'arcade palmaire : la situation de la lésion fait repousser cette idée. Il se fait aussitôt com-

(1) Recueillie par M. Delespierre, externe du service.

primer le poignet et se rend à la salle d'opération où se trouvait encore le chef de service.

M. Faucon saisit le bout d'artère qui donne avec une pince à forcipressure et l'entoure d'une ligature au calgut ; il écarte les lèvres de la plaie afin de lier, si c'est possible, l'autre bout, mais celui-ci ne donne pas de sang et on ne peut l'apercevoir. Un point de suture ferme la plaie, qui est recouverte d'un tampon de ouate phéniquée ; on applique un bandage légèrement compressif.

Dans l'après-midi, à la suite d'un léger effort, D... s'aperçoit que son pansement est taché de sang ; il fait aussitôt chercher un interne pendant que lui-même, avec une bande, exerce la compression à l'avant-bras. Le pansement est levé ; on le trouve imbibé de sang et renfermant des caillots ; on défait les sutures : l'hémorrhagie s'est spontanément arrêtée, la ligature du bout supérieur est bien en place. On applique un tampon d'ouate phéniquée et l'on serre assez fortement la bande. Le lendemain, M. Faucon enlève le pansement : l'hémorrhagie ne s'est pas reproduite. Il suture la plaie dans l'espoir d'obtenir encore la réunion immédiate. Les jours suivants, rien de particulier ne se produit, sauf une menace de phlegmon promptement conjurée par l'application de sangsues et de cataplasmes.

10 juin. En levant le pansement, on trouve hors de la plaie un petit corps brunâtre qu'un examen plus attentif fait reconnaître pour la ligature ; elle semble n'avoir subi aucune altération.

Le 12. La plaie est complètement cicatrisée. Quelques bandelettes de diachylon sont appliquées pour protéger la cicatrice.

Voici donc deux cas dans lesquels, après dix-sept et après onze jours, le fil de catgut s'élimine comme une ligature ordinaire sans avoir subi de résorption sensible. Les plaies ont été pansées antiseptiquement ; nous ne croyons pas pouvoir attribuer l'élimination au manque de soins consécutifs. Faut-il en rejeter la cause sur un défaut de préparation du catgut ? Le fil employé à l'hôpital Sainte-Eugénie depuis plusieurs années provient toujours de la même maison et ne s'est éliminé que dans les deux cas que nous venons de relater. Peut-être pourrait-on objecter que, dans le nombre, il peut se trouver par hasard un flacon contenant du fil de mauvaise qualité, mais les ligatures suivies d'élimination ont été faites avec du catgut de calibre différent et provenant, par conséquent, de deux flacons distincts.

La cause de cette élimination nous échappant, nous voulûmes nous assurer, par quelques expériences faites sur des lapins, du sort du catgut abandonné dans les tissus. Nous essayâmes naturellement un fil de même provenance que celui employé par M. Faucon pour toutes ses ligatures. Nous fûmes obligés de nous servir de catgut n° 2. Ce fil, un peu gros pour des artères d'aussi petit calibre que celles du lapin, étant le seul que nous ayons pu nous procurer au moment d'entreprendre nos recherches, nous avons dû nous en contenter. La carotide et la fémorale furent liées quatre fois chacune. La longueur du fil employé pour chacune de ces ligatures variait entre trente et trente-cinq millimètres ; ce qui, étant donnés le calibre du catgut et la petite taille des animaux soumis à l'expérience, constituait un corps étranger volumineux dans la plaie.

Les poils coupés le plus soigneusement possible, nous faisions, sur le trajet du vaisseau, une incision de un centimètre et demi à deux centimètres, nous dénudions soigneusement l'artère et y appliquions la ligature que nous assurions par trois nœuds superpo-

posés. Nous lavions la plaie à l'eau phéniquée et la
fermions par deux ou trois points de suture en fil
d'argent. Aucun pansement n'était appliqué. Malgré
cette absence de soins consécutifs à l'opération et
quoique les animaux fussent dans les plus mauvaises
conditions, enfermés dans des caisses de quelques
pieds carrés dont le fumier était rarement retiré, nous
obtînmes toujours la réunion immédiate et les sutures purent être enlevées toutes les fois le troisième ou
le quatrième jour.

A l'autopsie, voici ce qu'il nous est possible de
constater : une carotide liée six jours auparavant
présente au niveau du point lié une tumeur de la
grosseur environ d'une lentille. Disséquée avec soin,
cette tumeur se trouve constituée par la ligature en-
globée, ainsi qu'une petite portion d'artère, dans une
capsule de tissu de nouvelle formation. Cette capsule
est assez mince, adhère un peu au fil et ne contient
aucun liquide. Le catgut ne semble avoir subi aucune
altération.

Cinq autres artères, trois fémorales et deux carotides, examinées à des époques plus éloignées de
l'opération, présentent exactement la même disposition. Seulement, plus la ligature est ancienne, plus
la capsule fibreuse qui l'entoure est solide et adhère
au catgut. Nous avons pu, par une dissection minu-
tieuse, isoler un fil de catgut placé depuis quarante
jours autour d'une fémorale. En nous aidant de la
loupe et en opérant sous l'eau, à l'aide de pinces très
fines et d'aiguilles, nous avons pu dénouer les trois

nœuds de cette ligature : le fil présentait une longueur de trente-trois millimètres ; son aspect n'était
pas changé, il n'était pas détordu, et les spires sem-
blaient adhérer légèrement les unes aux autres ainsi
que les circonvolutions du fil entre elles. Saisissant
un des chefs du fil dans un étau et l'autre entre les
mors d'une pince à pression continue, nous exerçâ-
mes une traction que nous augmentâmes progressivement. Le fil résista à une tension sensiblement
égale à celle que supportait un autre brin immédiatement sorti du flacon d'huile phéniquée ; il semblait
seulement s'aplatir un peu plus facilement sous la
pression des pinces.

A la suite d'une de nos ligatures placées sur la fémorale, la plaie s'était fermée dès le troisième jour,
après avoir laissé suinter, le lendemain de l'expérience, un peu de sérosité louche. Pendant plusieurs
jours, l'animal présenta de la roideur du membre et
un peu de gonflement ; néanmoins, son état général
semblait excellent. Nous le sacrifions le treizième
jour. Nous trouvons une collection purulente d'environ 10 grammes ; le pus est blanc, à peine jaunâtre,
n'a aucune odeur et présente dans les anfractuosités
une consistance caséeuse ; il n'entoure pas l'artère :
celle-ci est accolée à une paroi de la cavité purulente ;
le point lié n'est pas entouré d'une capsule comme
dans les autres ligatures ; l'artère, à ce niveau, adhère
assez fortement à du tissu induré.

La dernière ligature, jetée sur la carotide, est exa-
minée quatre jours plus tard. La plaie n'est pas en-

tièrement fermée ; pàr la pression on en fait sourdre un peu de pus. On trouve au niveau de l'artère une collection purulente sans odeur, du volume d'une noisette ; le fil présente la même disposition que celui de l'expérience précédente.

Quelles conclusions tirer de ces faits ? Pour Murinoff, Eliaschewitsch et Bryant que nous avons cités plus haut, le catgut du plus gros calibre ne met jamais plus d'un mois à disparaître complètement. M. Faucon a trouvé un fil n° 3 appliqué sur une artère fémorale complètement résorbé le dix-septième jour ; or c'est du catgut provenant de la même fabrique qui a servi à nos expériences. Pourquoi donc chez le lapin ce fil s'enkyste-t-il et ne subit-il aucune altération, puisqu'après quarante jours on le retrouve intact ? Nous ne savions comment interpréter les résultats que nous avions obtenus lorsque le hasard nous mit sous les yeux la thèse de M. Reverdin (1). Cet auteur a fait des expériences sur le lapin. Il a pu constater que chez cet animal la résorption du catgut s'effectuait rapidement et sans que l'on pût retrouver trace du fil, pourvu toutefois que celui-ci fût de petit calibre. Un fil, un peu volumineux au contraire, était entouré d'adhérences avant d'avoir eu, pour ainsi dire, le temps d'être résorbé. Les fils qu'il a trouvés enkystés, il ne les a pas vus, comme ceux d'argent ou de chanvre, entourés d'une membrane plus ou moins épaisse, contenant, outre le fil, un liquide plus ou moins purulent, mais il les a vus en union intime avec

(1) Reverdin. Loc. cit.

la membrane qui les entourait sans la moindre interposition de liquide.

Il devenait donc évident pour nous que la seule
cause ayant empêché nos fils d'être résorbés était leur
volume exagéré. Quant aux deux cas de suppuration
que nous avons observés, il est clair que dans les
circonstances où nous opérions, ils étaient presque
inévitables ; il est même étonnant que nous n'en ayons
pas eu davantage, le lapin étant un des animaux les
plus sujets à la suppuration. Ces deux cas nous sem-
blent intéressants en ce sens, que les ligatures étaient
intactes et ne présentaient, même après treize jours,
aucun signe d'enkystement : elles étaient donc très
vraisemblablement destinées à être éliminées comme
des ligatures ordinaires. Nous sommes tentés d'ad-
mettre que l'élimination du catgut, quand elle a lieu,
est due tout à la fois à la suppuration de la plaie et à
l'emploi d'une ligature trop volumineuse. Si ces deux
conditions ne sont pas réunies, la ligature se résorbe
ou s'enkyste.

Le catgut a été employé pour une quantité d'usages
différents. Notre but n'est pas de nous étendre sur
chacun d'eux : nous ne ferons qu'en donner une courte
énumération avant de passer à l'étude des ligatures,
sujet de cette thèse.

Il était naturel de songer à employer le catgut pour
les sutures profondes : l'immense avantage qu'il présente sur les autres substances de permettre de ne
plus s'inquiéter des points que l'on a posés en est une
raison suffisante. Aussi est-il fréquemment employé

pour les sutures de l'intestin, du péritoine, de la ves-
sie, les sutures profondes de la périnéorraphie et de
la fistule vésico-vaginale. Lucas-Championnière cite
des exemples de suture du côlon après extraction
d'un corps étranger, de l'utérus après l'opération césa-
rienne.

Pour Lister, sauf quelques cas assez rares, l'oppor-
tunité de l'emploi du catgut pour les sutures peut
être discutée à cause de son peu de solidité et du gonflement auquel il est sujet.

On a aussi employé les fils de boyau de chat pour
drainer les plaies de petite étendue ; on y introduit en
guise de drain un faisceau de bouts de catgut. Cette
substance aurait l'avantage de se résorber peu à peu
sans que l'on ait besoin de retirer le drain et par
conséquent diminuerait les chances d'irritation de la
plaie (1).

Dans les sutures de nerfs et de tendons, le catgut a
donné de bons résultats. La suture des nerfs est dé-
conseillée par beaucoup de praticiens comme expo-
sant au tétanos. Peut-être avec le catgut ce danger
serait-il de beaucoup diminué. Langenbeck suture par
deux points de catgut le sciatique deux ans après sa
section : deux mois plus tard la sensibilité mais non
encore le mouvement était reparue dans le membre.
Le même chirurgien suture par un point de catgut le
tendon extenseur du troisième doigt ; le fil reste dans
la plaie et en quinze jours le malade recouvre l'entier
fonctionnement de son médius. Annandale publie une

(1) Lucas-Championnière. Chirurgie antiseptique.

observation de suture du tendon d'Achille suivie de succès.

Nous terminerons cette énumération en citant deux cas dans lesquels le catgut a été employé d'une façon assez originale. Riedinger (1), dans une amputation de cuisse, se proposait de traiter la plaie par la méthode listérienne et d'obtenir la réunion par première intention ; mais une hémorrhagie de la cavité médullaire du fémur s'étant produite il était nécessaire d'arrêter le sang. Pour atteindre ce but, il introduisit dans l'orifice saignant une certaine quantité de brins de catgut qui suffirent à arrêter l'hémorrhagie et qu'il abandonna dans le canal médullaire. Des expériences qu'il fit plus tard sur des chiens lui démontrèrent que le catgut introduit dans la cavité médullaire des os disparaît complètement en deux ou trois semaines.

Lister, dans une trépanation du crâne, ouvrit le sinus longitudinal supérieur. Pour arrêter l'importante hémorrhagie qui se déclara, il tamponna le sinus avec de petits morceaux de catgut qui se gonflèrent, arrêtèrent le sang et disparurent peu à peu sans amener aucun accident (2).

(1) Gaz. de Strasbourg, 1877. (Extrait de American journ. of med. sc.)
(2) Lucas-Championnière. Loc. cit.

LIGATURES D'ARTERES.

I. MODE D'APPLICATION DU FIL DANS LES LIGATURES.

Il est inutile d'employer un fil de trop gros calibre ; outre qu'un tel fil étreint mal l'artère, il présente d'autres inconvénients. Gay Freuch (1) publie des observations tendant à démontrer que le nœud formé par un fil trop gros est difficile à résorber, joue le rôle de corps étranger, ulcère la paroi artérielle adjacente et détermine des hémorrhagies secondaires. Nous avons vu ailleurs qu'un fil volumineux risque ou bien de ne pas se résorber et de s'enkyster seulement, ou bien même d'être éliminé comme une ligature ordinaire.

Bœckel (2) n'emploie que du fil n⁰ 1 ou 2. Il recommande avant d'en faire usage de l'essuyer soigneusement et de le passer dans l'eau phéniquée : sinon, comme il est imbibé d'huile, il glisse dans les doigts et il est impossible de le serrer convenablement. Ces précautions sont même quelquefois insuffisantes. Nous avons vu maintes fois, sous l'influence du spray phéniqué ou pour toute autre cause, le fil devenir tellement glissant qu'il ne pouvait être suffisamment serré avec les doigts ; on était obligé d'en saisir les deux bouts avec des pinces à forcipressure pour pouvoir opérer une striction convenable.

(1) The Lancet, 1881.
(2) Gaz. hebdomadaire, 1880.

Gross et Rohmer (1) ont observé que parfois si l'on ne fait que deux nœuds, l'oblitération n'est que passagère, la ligature se relâche prématurément et le volume primitif du vaisseau se trouve rétabli. Pour éviter ce relâchement, ils font un nœud de chirurgien auquel ils superposent un nœud simple : c'est la méthode indiquée par E. et J. Bœckel.

Lucas-Championnière se contente d'assurer sa ligature par trois nœuds simples superposés ; c'est aussi la pratique de M. Faucon, au moins pour les vaisseaux d'un certain calibre. Lister fait toujours un nœud de marine (2), et n'a jamais d'insuccès.

Sydney Jones (3) indique une manière spéciale d'appliquer la ligature en catgut. Dans une ligature de l'iliaque externe, il laissa pendre en guise de drains les deux chefs du fil hors de la plaie au lieu de les couper ras. Huit jours plus tard, les deux fils se détachèrent l'un après l'autre, sans que l'on pût savoir à quel niveau s'était opérée la séparation.

La question du degré de striction à opérer dans l'application d'une ligature a longtemps partagé les chirurgiens ; les uns serrant le fil de manière à rompre les tuniques moyenne et interne du vaisseau, les autres se proposant simplement de mettre en contact les parois de l'artère et d'opposer ainsi un obstacle au cours du sang. Aujourd'hui, la majorité des praticiens s'est rangée à la première méthode et admettent

<hr>

(1) Revue de chirurgie, I, 1881.
(2) Reef-Knot.
(3) The Lancet, 1876.

qu'une ligature placée sur une artère doit en rompre d'une manière plus ou moins nette les deux tuniques internes : l'externe, la celluleuse seule résiste.

Quant au mode d'oblitération de l'artère, à la nécessité de la formation d'un caillot et au mode de développement de ce caillot par exsudation plastique, inflammation de la tunique interne ou stagnation du sang, ce sont autant de questions également discutées. Pour Jones, après la ligature d'une artère, le caillot en remplit rarement le calibre et n'adhère jamais à la tunique interne. Sa formation n'aurait donc qu'une importance secondaire ; après l'application du fil, le point lié commencerait à s'enflammer et la surface interne, maintenue en contact intime avec elle-même, contracterait des adhérences de manière à convertir cette portion du vaisseau en un cul-de-sac conique et imperméable. Une seconde opinion, plus généralement admise, affirme la nécessité de la formation d'un caillot pour oblitérer l'artère, au moins provisoirement, au moment de la chute du fil et de la section du vaisseau. Si la ligature a été appliquée au voisinage d'une collatérale, le caillot obturateur n'a pas une longueur suffisante pour s'opposer à l'impulsion de l'ondée sanguine et une hémorrahgie secondaire est presque fatale. Suivant Brœckel, c'est à partir du troisième ou du quatrième jour que le caillot est capable de s'opposer à l'hémorrhagie : après cette époque, la présence du fil devient inutile et, s'il demeure dans la plaie, il n'est qu'un obstacle à la cicatrisation.

La discussion s'est ranimée à propos des ligatures résorbables. Stimson prétend que la formation d'un caillot n'est pas indispensable à l'occlusion. Bryant veut que l'on serre le fil de façon seulement à adosser les parois du vaisseau, Pearce-Gould conseille aussi, lorsqu'on emploie le catgut, d'en user comme d'un compresseur temporaire, sans léser aucune des tuniques du vaisseau, de manière à arrêter le cours du sang jusqu'à ce qu'une bande de tissu nouveau se soit développée autour de la ligature et sous elle, pour jouer le rôle de compresseur permanent. Le seul danger à craindre, selon lui, est le ramollissement trop rapide du fil et sa disparition avant que l'anneau cicatriciel ait pu se développer (1).

A l'aide de la ligature en catgut appliquée au traitement des anévrysmes, Watson s'efforce d'interrompre pendant un certain temps, c'est-à-dire pendant cinquante ou soixante heures, la circulation dans l'artère et non d'obtenir une occlusion permanente par un caillot adhérent. Après ce temps, le catgut pourrait se relâcher ou se résorber et la circulation reprendre son cours, le sac anévrysmal ayant eu le temps d'être comblé par un dépôt de couches fibrineuses (2).

On peut se demander s'il est facile avec un fil rond, d'exercer une traction suffisante pour fermer le vaisseau sans léser aucune de ses tuniques. Il semble que l'on coure grand risque ou bien de ne serrer

(1) Gazette des hôpitaux, mars 1878.
(2) Medical Times and Gaz., 1878.

que trop peu, et dans ce cas l'artère demeure encore perméable, ou bien en exerçant une striction assez forte pour arrêter le cours du sang, de léser plus ou moins les enveloppes interne et moyenne. C'est l'avis de Desault et de Jones. Hodgson prétend également qu'en liant une artère sans comprendre dans l'anse du fil les tissus avoisinants, on déchire nécessairement les tuniques internes.

En présence de ces objections, Barwell voulant laisser intactes les enveloppes de l'artère, s'inspira du système de ligatures plates de Dupuytren et fabriqua des bandes tirées de l'aorte de bœuf. Ces ligatures, nous l'avons vu plus haut, lui ont réussi dans certains cas.

II. Action du catgut sur le vaisseau.

Une ligature ordinaire sectionne l'artère au bout d'un nombre de jours très limité et doit être éliminée. C'est à cette section du vaisseau jointe à l'action de la suppuration que sont dues généralement les hémorrhagies consécutives. En quoi donc l'action du catgut diffère-t-elle de celle de la soie ou du chanvre ?

Gross et Rohmer (1) ont fait une série d'expériences, d'où il résulte que les effets immédiats d'une ligature en catgut sont identiques à ceux d'une ligature ordinaire : les tuniques interne et moyenne sont rompues et un caillot se forme. Mais la tunique externe résiste à la striction et, peu à peu, se trouve

(1) Revue de chirurgie, I, 1881.

renforcée par un tissu de nouvelle formation se
développant sous l'influence de l'irritation produite
par la ligature. Le vaisseau ne serait jamais sectionné, et par conséquent la crainte d'une hémorrhagie secondaire serait écartée.

Lucas-Championnière admet aussi la non-section
de la tunique externe.

Selon Nussbaum (1), le catgut s'unit solidement au
vaisseau par du tissu que le microscope démontre
être de nature conjonctive ; il contracte en outre des
adhérences avec les tissus voisins, ce qui contribue à
transformer le revêtement artériel en un anneau
fibreux. Ce processus garantit des hémorrhagies consécutives et permet de placer sans danger la ligature
au voisinage d'une branche collatérale.

Stimson (2) est d'un avis différent. Sans doute,
lorsqu'on emploie le catgut, la probabilité d'une hémorrhagie secondaire est de beaucoup diminuée,
mais ce n'est pas un manque de section de l'artère
qui produit ce résultat : il y a une prolifération de tissus provoquée par l'irritation faible et non ulcérative
qu'occasionne la présence du fil, tissus qui englobent
et la ligature et les bouts de l'artère; la formation
d'un caillot ne serait pas nécessaire et le voisinage
d'une collatérale n'offrirait aucun danger. Pour Stimson, le fait de trouver à l'autopsie l'artère continue
ne constitue pas une preuve incontestable qu'elle n'a
pas été divisée. Il croit que les deux bouts de l'artère
peuvent être unis par une bande fibreuse de nouvelle

(1) Nussbaum. Le pansement antiseptique.
(2) American Journ. of med. sciences, 1881.

formation, le tissu embrassé dans la ligature ne conservant probablement pas sa vitalité.

Weir et Little citent un cas de ligature de la sous-clavière avec le catgut. Le sujet mourut de la rupture d'un anévrysme quinze jours après l'opération. Le vaisseau paraissait continu; au niveau de la ligature l'artère semblait transformée en une corde fibreuse; il n'y avait aucune trace de suppuration. La pièce mise dans l'alcool se rétracta et permit de constater la division de la sous-clavière : les deux bouts étaient écartés d'environ un quart de pouce, l'intervalle rempli par du tissu fibreux interrompu au niveau du point correspondant au nœud de la ligature; les deux bouts du vaisseau étaient solidement fermés et emprisonnés dans du tissu fibreux.

Bryant, à l'appui de la même opinion, présenta à la Société clinique de Londres une artère iliaque externe dont les tuniques moyenne et interne étaient complètement divisées, et l'externe en partie seulement quatorze heures après l'application d'une ligature. Le fil avait été cependant faiblement serré dans l'intention d'adosser seulement les parois du vaisseau. Le même auteur a vu une carotide primitive complètement divisée et les bouts séparés après douze jours, une fémorale également sectionnée après quatorze jours. Bryant conclu que la tunique externe est toujours plus ou moins ulcérée après la ligature au catgut.

D'autres observations tendraient, au contraire, à appuyer l'opinion de Gross, de Nussbaum et de Lu-

cas-Championnière. Holmes lie simultanément la carotide primitive et la sous-clavière : le malade meurt
huit semaines après ; la tunique externe est trouvée
intacte dans les deux artères, qui sont fermées par un
diaphragme au niveau du point d'application du fil.
Walshe eut l'occasion de pratiquer l'autopsie d'un
individu auquel il avait lié la fémorale trois mois
avant sa mort : l'artère n'était pas sectionnée et semblait un peu épaissie au niveau de la ligature ; en ce
point elle avait contracté des adhérences avec sa gaine
dans l'étendue d'un quart de pouce. Le vaisseau était
parfaitement oblitéré au-dessus et au-dessous de la
ligature. Un malade auquel Holmes avait lié la fémorale meurt sept jours après l'opération : on ne retrouve plus que le nœud de la ligature ; le vaisseau
n'était pas sectionné. Heat lie la carotide gauche en
février 1872 ; le malade meurt en septembre 1876.
A l'autopsie on ne constate aucune trace du catgut ;
l'artère est parfaitement oblitérée et non sectionnée.
Treherne Norton rapporte un cas de ligature de la
fémorale ; le malade étant mort subitement douze
jours plus tard, on trouve les tuniques interne et
moyenne rompues, le vaisseau solidement fermé et la
celluleuse intacte.

On voit donc que les chirurgiens sont loin d'être
d'accord sur ce point important : pour les uns le catgut
respecte la tunique externe, pour les autres il la sectionne comme le fait un fil ordinaire. Il faudrait des
recherches longues et de nombreuses expériences sur
des animaux d'une certaine taille pour éclaircir ce

point : le temps nous a manqué pour entreprendre un travail aussi délicat. Les quelques essais que nous avons faits sur des lapins ne pouvaient guère nous donner d'éclaircissements, les artères de ces animaux sont d'un trop petit calibre pour être soumises à un examen détaillé. D'ailleurs, toutes les ligatures que nous avons posées s'étant enkystées, nous ne pouvions conclure à ce qui se passe dans les cas où elles se résorbent. Nous avons cependant examiné le plus soigneusement possible trois de nos ligatures de carotide. Nous avons toujours trouvé dans les deux bouts de l'artère un caillot jaunâtre de trois à quatre millimètres de longueur, à peine adhérent à la paroi du vaisseau et n'en remplissant que le tiers environ du calibre. Après avoir soigneusement dénoué le fil, nous avons constaté que la portion d'artère qu'il étreignait était réduite à l'état d'un filament d'autant plus mince et moins résistant que la ligature remontait à une époque plus ancienne. Après trente-cinq jours ce filament, devenu très ténu, ne présentait plus qu'une faible résistance.

Quoique n'ayant pas d'expérience personnelle, nous sommes portés à nous ranger à l'opinion de Stimson et de Bryant. Quelque courte en effet que soit la durée du fil de catgut, la striction qu'il opère autour de l'artère est suffisamment longue pour que l'arrêt de circulation des vaso-vasorum qu'elle entraîne amène la mortification de la tunique celluleuse. La raison qui rendrait les hémorrhagies consécutives si rares, même quand la ligature est appliquée très près d'une importante collatérale, serait la production de tissu de nouvelle formation englobant la ligature et les deux bouts du vaisseau avant que la section ne soit accomplie.

QUELQUES RÉSULTATS OBTENUS PAR LA LIGATURE AU CATGUT.

Les observations de ligatures d'artères opérées avec le catgut sont très nombreuses : nous croyons utile de donner ici un aperçu des principaux résultats obtenus par les chirurgiens qui emploient ce mode d'hémostase.

Un certain nombre de praticiens n'ont pas retiré du catgut tous les avantages qu'on lui attribue. Spence, Watson, Holden ont vu la ligature se ramollir trop vite; White et Langenbeck ont observé des hémorrhagies secondaires; d'autres encore ont vu le fil s'éliminer comme une ligature ordinaire. Ces insuccès pour Lister, Gross et les nombreux partisans de la méthode, sont dus à la mauvaise qualité du fil qui est mal ou tout récemment préparé, aux procédés d'application défectueux ou encore à l'emploi d'un mauvais pansement. A quelle autre cause, en effet, pourrait-on rapporter ces mécomptes, puisque cette substance, entre les mains de beaucoup de chirurgiens, n'a jamais donné que d'excellents résltats?

E. Bœckel (1) emploie le catgut pour toutes ses ligatures; il publie cinq observations d'extirpation de

(1) Gazette hebdomadaire, 1880.

Bernard.   4

tumeurs profondes du cou. Aucune des nombreuses ligatures qu'il a dû appliquer n'a été éliminée par suppuration, toutes se sont résorbées sous les téguments réunis. Après une ligature de l'axillaire et trois de l'humérale, la plaie est cicatrisée le second jour. Pendant l'extirpation d'un volumineux sarcome de la glande thyroïde, Bœckel blesse la carotide externe : il lie les deux bouts dans la plaie ; la ligature du bout central est à peine à un centimètre de la bifurcation de la carotide primitive : cette condition, avec un fil de soie, exposerait à la production d'une hémorrhagie consécutive presqu'inévitable. Huit ou dix autres ligatures sont abandonnées dans la plaie. L'opération fut faite le 1er juillet : le 9, la plaie était complètement guérie. Il lie une sous-clavière en dehors des scalènes pour un anévrysme de l'axillaire ; neuf jours plus tard la cicatrisation est complète et l'anévrysme très diminué. Dans deux cas de ligature de la fémorale dans la continuité, la réunion fut immédiate et l'oblitération du vaisseau complète. Bœckel a encore employé le catgut pour toutes les ligatures dans vingt amputations de sein et douze de membres : jamais il ne se produisit d'hémorrhagie consécutive ; l'élimination de la ligature n'eut lieu qu'une fois : le fil fut expulsé cinq semaines après l'opération ; la réunion avait été immédiate et la cicatrisation du moignon était depuis longtemps achevée.

Comme Bœckel, Nussbaum ne se sert que de catgut pour toutes ses ligatures et n'a jamais éprouvé d'accidents graves. Les observations qu'il publie sont nombreuses. Dans une résection tibio-tarsienne il applique douze ligatures artérielles ; au troisième jour il se déclare une petite hémorrhagie facilement arrêtée par la compression ; la plaie se cicatrise rapidement, aucun fil n'est éliminé. Pendant l'ablation d'un gros lipome de l'épaule, il place dix ligatures ; pendant l'ablation d'une tumeur du sein, il en applique plus de trente et cependant la plaie ne suppure pas. Il cite encore un cas de ligature de l'artère et de la veine axillaires ; dans une ovariotomie, la ligature du pédicule, de deux artères et d'une adhérence épiploïque, toutes opérations qui ne donnèrent lieu à aucun accident.

Il nous semble inutile de multiplier autant les ligatures que le fait Nussbaum : la torsion ou la forcipressure seraient, selon nous, préférables pour beaucoup des artérioles qu'il lie ; quelque faible que soit l'irritation causée par la présence du catgut dans une plaie, les ligatures trop multipliées pourraient amener la suppuration.

Gross emploie le catgut pour assurer l'hémostase des artères d'un certain calibre et la torsion pour les artérioles. Dans une extirpation de sarcome de la cuisse et d'un carcinome mammaire, les ligatures n'occasionnèrent aucun accident. Il observa une fois l'élimination d'un fil placé sur l'artère radiale dans une amputation de l'avant-bras. Cette élimination eut lieu le quatrième jour après l'opération. Gross avait remarqué en posant sa ligature que le fil était peu flexible et probablement mal préparé. .

Bickersteth, en 1871, dit avoir lié la fémorale cinq fois, la carotide primitive et l'iliaque primitive, chacune une fois; sauf une seule exception, la plaie s'est toujours immédiatement cicatrisée sans la moindre trace de suppuration.

A Bonn, Busch emploie très fréquemment le catgut et n'observe pas de suppuration. Dans une ovariotomie double, il lie tous les vaisseaux des deux pédicules au catgut : sept à huit ligatures sont ainsi jetées sur chacun et abandonnées; leur présence dans le péritoine ne détermine aucun accident et la guérison est complète en douze jours.

Olshausen et Von Linhart dans leurs ovariotomies lient aussi le pédicule au catgut.

Keith, d'Édimbourg, dans les mêmes opérations, emploie toujours le catgut pour les ligatures et l'abandonne dans la cavité péritonéale : il n'a jamais eu d'accidents (1).

En 1876, Holmes (2) disait que l'usage constant des ligatures au catgut pendant plusieurs années l'avait convaincu qu'elles étaient plus sûres que les ligatures de soie. Il publie une liste de vingt-neuf ligatures de grosses artères : une iliaque primitive, trois iliaques externes, neuf fémorales, cinq carotides primitives, trois sous-clavières, une brachiale et sept linguales. Toutes ces ligatures, à l'exception de celles de la brachiale et de la linguale, étaient faites en vue d'obtenir la cure d'anévrysmes. Tous les opérés gué-

(1) Lucas-Championnière. Chirurgie antiseptique.
(2) Stimson. American Journ. of med. sciences, janv. 1881.

rirent sauf un seul : Holmes lui avait lié simultanément la carotide primitive et la sous-clavière. Le malade mourut quinze jours plus tard de la rupture du sac anévrysmal. La plaie de l'opération était parfaitement cicatrisée et il n'y avait aucune trace de suppuration autour des ligatures. Dans le cas de ligature de l'iliaque primitive, il survint une gangrène sèche du pied : cet accident n'est pas imputable au catgut; il serait également survenu si l'on avait employé tout autre fil.

En regard de cette série de vingt-neuf ligatures avec le catgut, Holmes publie un tableau des résultats obtenus avec la soie et trouve que la mortalité pour cent avec l'ancienne méthode est : 47,8 dans la ligature de la sous-clavière ; 36,2 pour la carotide ; 24,5 pour la fémorale ; 27,9 pour l'iliaque externe ; 78,1 pour l'iliaque [primitive. — Les hémorrhagies secondaires après la ligature à l'aide d'un fil ordinaire surviennent suivant Norris 49 fois sur 300 ; suivant Hunter 37 fois sur 314 ; suivant Lisfranc 32 fois sur 180 ; suivant Porta 73 fois sur 520.

Il est évident qu'une courte série de faits peut être exceptionnellement favorable ; si la statistique de Holmes relative aux ligatures faites avec le catgut comprenait un nombre de cas suffisant pour écarter cette chance d'erreur, la supériorité de ce procédé serait évidemment démontrée.

Lucas-Championnière est le chirurgien qui a le plus préconisé en France l'emploi de la corde à boyau. Il l'applique comme ligature dans tous les milieux et n'en obtient que de bons effets. Il l'emploie pour la ligature en masse du cordon dans la castration ; le D'' Poinsot (1), de Bordeaux, use du même procédé. L'extrémité du cordon ne serait pas éliminée; de plus, la ligature au catgut mettrait à l'abri de la funiculite redoutée par beaucoup d'auteurs dans la ligature en masse.

Le D'' Nicaise n'a jamais eu d'accidents après la ligature au catgut des vaisseaux de moyen calibre : toutefois il recommande aux chirurgiens d'user de réserve dans l'emploi de cette substance pour la ligature des grosses artères (2).

Nankiwell (3) a maintenant une confiance inébranlable dans ce mode d'oblitération des vaisseaux. Il publie en 1875 les observations de cinq ligatures de la fémorale. La première faite le 22 mai 1871 est opérée suivant les règles de la méthode listérienne qui est également appliquée au pansement ; le 12 juin la plaie est fermée. La seconde est faite sur un sujet de 33 ans, déjà amputé de la cuisse gauche pour un anévrysme poplité diffus. Il se présente avec un anévrysme de la fémorale droite siégeant dans le canal de Hunter. On lia l'artère dans le triangle de Scarpa; la plaie suppura, mais le fil ne fut pas éliminé et l'oblitération du vaisseau persista. La troisième fut aussi pratiquée pour un anévrysme de la fémorale, siégeant dans le canal de Hunter. L'opération fut

(1) Société de chirurgie, 1878.
(2) Delage. Thèse de Paris, 1878.
(3) The Lancet, 1875.

faite le 4 juillet : les jours qui suivent l'opération, il s'écoule par l'extrémité inférieure de l'incision un peu de pus de bonne nature. Le 25 la cicatrisation est complète. Le sujet de la quatrième observation est le même que celui de la première; il rentra en avril 1874 pour un anévrysme poplité du côté droit. On lia la fémorale. Il se produisit une abondante suppuration et la réunion de la plaie ne put être obtenue avant deux mois. Cependant la ligature resta dans la plaie et le cours du sang ne se rétablit pas. Enfin la cinquième ligature fut faite sur un sujet de 39 ans. La cicatrisation ne fut obtenue qu'en cinq semaines.

Outre ces cinq opérations et un grand nombre de lithotomies, kélotomies, etc., Naukiwell (1) a encore employé les ligatures de catgut dans vingt-deux amputations de cuisse, dix de jambe, six de pied, cinq de bras, deux de main ; dans dix extirpations de tumeurs de la glande mammaire, deux désarticulations de la hanche et deux du coude ; dans trois castrations et dans une ligature de la radiale et de la cubitale. Ces opérations ont été pratiquées sur des individus de tout âge et de tout sexe ; quelques-unes ont admirablement réussi, mais l'auteur a eu sa part d'érysipèles, de septicémie, etc. Cependant, même dans les cas les plus défavorables, le catgut a toujours présenté cet immense avantage sur les autres fils, de ne jamais occasionner d'hémorrhagie secondaire. Une seule fois cet accident se produisit : la

(1) The Lancet, 1876.

ligature avait été placée an sein de tissus gelés ; l'écoulement de sang fut facilement arrêté par la compression. Nankiwell résume ainsi les avantages du catgut. Il permet souvent la réunion immédiate de la plaie ; il met à l'abri de la persistance de trajets fistuleux ; il rend possible l'application d'un grand nombre de ligatures pendant la durée de l'opération ; ses bouts étant coupés ras, il n'y a aucun danger de tiraillement de l'artère pendant les pansements ; enfin et surtout le catgut garantit presque sûrement contre la production d'une hémorrhagie consécutive.

Dans nos chapitres précédents nous avons plusieurs fois eu l'occasion de parler de la confiance de Lister dans le catgut. Dès 1871 il n'emploie que cette substance pour toutes ses ligatures. Ses fils ne s'éliminent jamais, n'occasionnent pas d'hémorrhagies consécutives et après leur application il n'y a presque jamais de suppuration.

Nous trouvons cités neuf cas de ligature de gros vaisseaux opérés par ce chirurgien. Ces ligatures furent appliquées une fois sur la carotide, une fois sur la temporale considérablement dilatée ainsi que sur les veines voisines ; les sept autres cas sont des ligatures de la fémorale. Toutes ces opérations furent suivies de succès. Lister attribue les bons résultats qu'il obtient à deux causes principales : il n'emploie qu'un catgut parfaitement éprouvé ; pendant l'opération et pour le traitement consécutif, il se conforme rigoureusement aux règles de sa méthode antiseptique.

Gascoyen (1) lia la fémorale et l'humérale au catgut, mais sans prendre aucune précaution antiseptique: les plaies suppurèrent pendant environ six semaines. Les deux fois il s'échappa de la plaie un corps étranger que l'auteur ne pense pas être la ligature, mais plutôt un débris de la tunique externe de l'artère. Avec juste raison, nous semble-t-il, Beck fait remarquer qu'on ne peut considérer ces deux observations comme ayant quelque relation avec la méthode de ligature du professeur Lister, puisque Gascoyen n'a pris aucune précaution antiseptique. Lister a toujours dit que, peu d'heures après son application, il ne reste plus trace d'acide phénique dans le fil employé : ce temps écoulé, il n'y a donc plus aucune raison empêchant le catgut de se décomposer comme n'importe quelle autre substance organique introduite dans la plaie et de déterminer la suppuration. Beck n'a jamais employé le catgut pour la ligature des artères dans la continuité, mais toutes les fois qu'il en a fait usage pour lier des vaisseaux dans les plaies, il n'a observé ni élimination, ni suppuration.

Sheen, à Cardiff infirmary, emploie le catgut depuis plusieurs années et n'a jamais eu d'accidents.

Langenbeck à Berlin fait également toutes ses ligatures avec cette substance (2).

Anderson lie la fémorale d'un malade le 18 dé-

(1) Nankiwell. The Lancet, 1876.
(2) Du Pré. Chirurgie antiseptique.

cembre ; il se forme le 6 janvier un abcès superficiel qui ouvre la plaie déjà fermée ; un érysipèle se déclare en même temps qu'il se produit une abondante suppuration ; cependant le malade est complètement guéri le 10 février, sans qu'il soit survenu d'autres accidents. Cette observation lui paraît intéressante en ce sens qu'elle semble prouver la formation de nouveaux tissus englobant l'artère et le fil avant le développement des accidents, de sorte que le vaisseau était protégé solidement au niveau du point récemment lié. Une hémorrhagie secondaire aurait été fort à craindre si la ligature avait été faite avec de la soie (1).

A Bombay, Mackensie lie chez le même sujet à quatre mois d'intervalle les deux fémorales, pour des anévrysmes poplités. Les deux opérations sont suivies de succès et la réunion par première intention obtenue dans les deux cas : le pansement antiseptique avait été employé (2).

Walshe dans une ligature de la fémorale obtient la réunion par première intention. Dans une opération semblable il obtient encore la réunion immédiate, sauf en un point où l'incision traversait une petite eschare produite par l'application antérieure d'un tourniquet (3).

Bryant lie la fémorale dans le triangle de Scarpa ; son incision longue de quatre pouces est parfaite-

(1) The Lancet, 1878.
(2) The Lancet, 1876.
[(3) The Lancet, 1878.

ment fermée après sept jours, une autre ligature de la fémorale opérée dans un cas d'éléphantiasis de la jambe lui réussit aussi : néanmoins la cicatrisation fut assez lente à se produire, ce qui, en raison du mauvais état des tissus incisés, n'a rien qui puisse étonner.

Myers, dans une ligature de l'iliaque externe, obtient la réunion immédiate ; Pemberton, après une ligature de la fémorale, voit la plaie suppurer, mais l'oblitération du vaisseau demeure permanente (1).

Tibbits lie avec succès l'iliaque externe dans un cas d'anévrysme de la fémorale, et en huit jours la plaie est cicatrisée (2).

Barwell (3) donne une statistique de ses opérations antiseptiques pendant l'année 1877. Elles se résument en une ligature de l'humérale, une de la radiale, trois de la sous-clavière, quatre de la carotide, une de la crurale, et en dix-neuf amputations, résections ou désarticulations. Toutes les ligatures, dans ces opérations, furent faites avec le catgut, qui donna d'excellents résultats.

Delens publie une observation de ligature de la carotide primitive au catgut suivie de succès. Taylor a lié deux fois la fémorale pour des anévrysmes poplités et a obtenu la réunion immédiate.

Un enfant, à qui Holmes avait pratiqué l'amputation de la cuisse, put se lever quatorze jours plus tard ; aucune ligature n'avait été éliminée (4).

(1) British med. Journal, 1875.
(2) The Lancet, 1874.
(3) The Lancet, 1878.
(4) Med. Times and Gaz., janv. 1877.

J. Bœckel cite douze observations de ligatures au catgut de gros troncs artériels sans qu'il se soit produit aucune élimination. Dans un cas, le malade étant mort deux mois après l'opération, on ne trouva aucune trace du fil.

Dans son service à l'hôpital Sainte-Eugénie, de Lille, M. Faucon fait toutes les ligatures au catgut depuis déjà trois ans. Le fil généralement en usage est de grosseur moyenne : c'est le n° 2 ou 3. Jamais, depuis que le catgut est employé, il ne s'est produit d'hémorrhagie secondaire, souvent la plaie s'est réunie par première intention et, quand elle a suppuré, la suppuration n'a jamais été très considérable. Hâtons-nous d'ajouter que, presque toujours le pansement antiseptique de Lister a été appliqué au traitement de ces plaies.

Il serait trop long de relater toutes les observations d'opérations dans lesquelles M. Faucon a eu l'occasion de pratiquer des ligatures au catgut ; outre les cas que nous rapportons en détail, il a lié maintes fois, pendant les amputations, les artères brachiale, crurale, poplitée et tibiales ; pendant des extirpations de tumeurs, spécialement dans l'aisselle, un grand nombre de vaisseaux de calibre moyen ; enfin, dans plusieurs castrations, il a pratiqué la ligature isolée des artères du cordon. Il a eu également l'occasion de lier, en pratiquant l'extirpation de tumeurs du cou, les artères faciale et linguale dans le voisinage de leur origine.

Nous ne résumerons que quatre de ces observations.

Observation III (1).

Pendant la soirée du 14 juillet, P. L...., âgé de 19 ans, vint trouver M. Faucon. Il venait de se blesser au poignet en passant la main à travers une vitre. Une hémorrhagie abondante s'était déclarée ; le malade l'avait arrêtée en appliquant le pouce sur la plaie. A deux travers de doigt au-dessus de l'origine de la main, immédiatement en dehors du tendon du cubital antérieur, M. Faucon constate une plaie transversale mesurant environ 1 centimètre. A ce moment l'hémorrhagie avait cessé. Un débridement parallèle à l'axe du bras est pratiqué : un jet de sang rutilant s'échappe aussitôt et dans la profondeur de la plaie on saisit avec une pince à forcipressure une artère du volume de la cubitale. La pression de la pince ayant arrêté l'hémorrhagie, une ligature de catgut est appliquée au-dessus et au-dessous de ses mors. Deux points de suture ferment la plaie, qui est recouverte de ouate imbibée d'eau alcoolisée. Le malade avait à peine fait cent pas qu'après un mouvement du bras, il est repris d'une hémorrhagie abondante. Il revient sonner chez M. Faucon. Le pansement enlevé, on constate un abondant écoulement de sang qui cesse pendant l'ablation des sutures ; l'artère est de nouveau saisie avec une pince à forcipressure et il devient possible de constater, un peu au-dessus de la ligature supérieure, une petite ouverture du vaisseau ; une ligature est appliquée au-dessus de cette plaie artérielle. Un point de suture ferme la plaie et le pansement est réappliqué.

Le lendemain, 15 juillet, le malade entre à l'hôpital ; un peu de sérosité sanguinolente s'écoule de la plaie; cet écoulement a complètement cessé le 17.

Le 20, on enlève les sutures : la partie profonde de la plaie est réunie : la partie superficielle ne l'est pas encore complètement.

Le 28, il reste encore quelques bourgeons charnus non recouverts, qui saignent légèrement sous l'influence du frottement. Le 1er août, le malade sort guéri.

(1) Recueillie par M. Delespierre, externe du service.

Observation IV (1).

H. B..., âgé de 19 ans, entre le 3 Juillet 1882. La veille au soir, étant ivre, il brisa une vitre d'un coup de poing et se fit deux blessures à l'avant-bras gauche : il perdit connaissance. Revenu à lui et voyant le sang couler en assez grande abondance, il entoure le membre blessé au niveau des plaies avec un mouchoir qu'il serre fortement et attend au lendemain pour entrer à l'hôpital.

A son entrée, le 4 juillet, voici ce que l'on constate : à la partie antérieure de l'avant-bras, à trois travers de doigt au-dessous du pli du coude, on voit une section nette de la peau et des muscles atteignant presque le radius ; cette plaie a environ six centimètres de longueur. Le pouls radial est assez bon. Au fond de la plaie, sur une étendue d'un centimètre, on voit battre la radiale qui ne paraît pas intéressée. — Quelques artérioles et quelques veines sont liées au catgut, on pose un drain et on suture la plaie. Une autre blessure, située à la partie externe et postérieure, intéresse la peau et les muscles qui font hernie à travers l'incision : cette plaie est également suturée et drainée au catgut. Le malade est très affaibli et pâle.

Le 5, B... éprouve des douleurs dans le bras, un peu de sérosité s'écoule de la plaie antérieure ; la température pendant trois jours est aux environs de 39°.

Le 8, tout allait bien, il n'y avait que peu de suppuration, lorsque pendant la nuit le malade se réveille couvert de sang ; l'interne appelé lève le pansement : l'hémorrhagie était arrêtée.

Le 9, à la visite du matin, on lave soigneusement la plaie : elle est à peu près réunie ; l'hémorrhagie ne se reproduit pas.

Le 12, la suppuration de la plaie antérieure est presque tarie.

Dans la nuit le malade est de nouveau repris d'une abondante hémorrhagie. L'interne enlève le pansement et comme la première fois constate la cessation de l'écoulement. Le doute n'était plus possible, un vaisseau artériel important était intéressé et M. Faucon décide d'aller à sa recherche. Donc le 13, le malade est chloroformisé, et les parties molles déjà réunies sont sectionnées : un jet de sang, qui se produit lorsque la radiale est mise à nu, indique de suite le siège de la lésion. L'artère est liée avec du catgut n° 3 au-dessus et au-des-

(1) Recueillie par M. Ronsin, interne du service.

sous de la plaie. On pose un drain de catgut et la plaie est fermée par trois points de suture.

Le 16, il se produit un léger épanchement de sérosité.

Le 17, la suppuration est si peu abondante que le drain est enlevé. Les jours suivants jusqu'au 22 on trouve sur le pansement quelques gouttes de pus : le malade reprend des forces, la plaie bourgeonne parfaitement. Il sort le 30 juille.

OBSERVATION V (1).

C. P... dans la nuit du 31 janvier, étant en état d'ivresse, se fit de profondes blessures à la face antérieure du poignet en tombant contre une vitre. Il se produisit une abondante hémorrhagie. Un médecin appelé aussitôt exerça la compression sur la plaie, et, l'écoulement de sang ayant cessé, ne chercha pas à lier l'artère intéressée, ferma la plaie par une suture entortillée et envoya le malade à l'hôpital. L'interne de garde ne constatant aucun écoulement de sang mit autour du bras quelques tours d'attente de la bande d'Esmarch, en recommandant à la sœur qui veillait de les serrer aussitôt s'il survenait une hémorrhagie.

Le 1er février à la visite du matin, le malade se plaint de vives douleurs. Le pansement provisoire est enlevé.

A la partie inférieure de l'avant-bras et sur sa face antérieure se trouve une plaie longue de trois à quatre centimètres. Malgré la suture entortillée appliquée pendant la nuit précédente, un bout de tendon fait hernie à travers les lèvres de l'incision. La suture est alors enlevée, on reconnaît que le grand palmaire est sectionné; on en réunit les deux bouts par deux points de catgut n° 0. Aucune lésion artérielle n'étant appréciable, on suture la plaie. Pendant quatre jours rien de particulier ne se produit. Le 5 février, vers trois heures de l'après-midi, le malade s'étant levé est repris, au moment où il regagne son lit, d'une hémorragie considérable. L'interne applique la bande d'Esmarch et défait le pansement. La bande étant un peu

(1) Recueillie par M. Samsoen, interne du service.

desserrée on voit le sang jaillir en abondance de la profondeur de la plaie, il est rutilant et s'échappe par saccades : il provient du bout inférieur de l'artère, car la compression de l'humérale fait cesser l'écoulement tandis que celle de la radiale reste sans effet.

L'interne saisit le bout qui donne avec une pince à forcipressure, qu'il laisse en place et recouvre la plaie d'un pansement phéniqué.

Le 7, à la visite du matin, le chef de service trouve le malade pâle, les lèvres de la plaie fortement épaissies et cyanosées. Il se décide à lier le vaisseau lésé.

La recherche en est facilitée par la présence de la pince laissée dans la plaie. L'artère radiale est trouvée fendue sur sa face antérieure dans une étendue de deux ou trois millimètres. Une ligature est appliquée au-dessus et au-dessous de la lésion : les deux bouts du fil ne sont pas coupés ras, mais restent pendants hors de la plaie pour servir de drains suivant la méthode indiquée par Sydney Jones (1).

Les jours suivants il se produit un peu de suppuration ; le 11, l'écoulement de pus est abondant. Le fil de catgut correspondant à la ligature du bout inférieur est tombé. Le 13, le second fil se détache. Le 15, et jours suivants, la suppuration est toujours abondante. La plaie n'est complètement cicatrisée que le 4 mars.

Observation VI (2).

C..., âgé de 37 ans, entre le 7 février 1878. Il est atteint d'une ostéo-périostite de l'extrémité inférieure du fémur droit suivie d'une arthrite suppurée du genou. L'amputation est décidée et pratiquée le 20 mars. Tous les vaisseaux sont liés au catgut; deux drains sont placés dans la plaie, qui est réunie par sept points de suture en fil d'argent. Le pansement de Lister est appliqué et le moignon maintenu dans une position élevée.

Le 21 et le 22, il s'écoule de la plaie un peu de sérosité sanguinolente. La température du matin est normale, celle du soir dépasse à peine 38°.

(1) The Lancet, 1876.
(2) Recueillie par M. Delespierre, externe du service.

Le 23, un peu de pus sur le pansement : par la pression on en fait sourdre par les deux drains environ la valeur d'une cuiller à café. La partie moyenne de la plaie est réunie. Les jours suivants il y a toujours un peu de pus. Le 29, on enlève les sutures : la plaie est bien cicatrisée sauf au niveau du point de passage des drains; on les enlève le 6 mai. Pendant quelques jours il s'écoule encore une quantité insignifiante de pus. Le 12, la plaie est complètement fermée à l'exception d'une petite fistule qui persiste. Le 14, le malade se lève et marche avec une béquille; malheureusement il tombe sur le moignon : il éprouve une douleur vive; la cicatrice résiste. Il s'écoule par la fistule un peu de sang et ensuite du pus : on y introduit un petit drain. Le 15, le malade reste au lit : le pansement est encore taché d'un peu de sang. Le 18, tout écoulement ayant cessé, on retire le dernier drain. Le 24, le malade sort, complètement guéri.

Murinoff (1) donne comme fréquence des hémorrhagies secondaires, à la suite des ligatures au catgut, 87 pour 100 avec le fil à boyau simple, 25 pour 100 avec le même fil trempé dans le chloral, et enfin 10 pour 100 avec le catgut phéniqué. Nous ne discuterons pas les deux premiers chiffres; les essais faits avec le fil à boyau simple ou préparé ne sont pas assez nombreux. Quant à la moyenne de 10 pour 100 avec le catgut phéniqué, elle nous semble très exagérée. Nous n'avons pu trouver que quelques cas d'hémorrhagie secondaire importante survenue après l'emploi du catgut, même sans adjonction du pansement antiseptique : l'un, cité par Holmes, est survenu huit jours après la ligature d'une fémorale; un autre est arrivé à James Paget (2), après la liga-

(1) Revue des sciences médicales, loc. cit.
(2) The Lancet, 1881.

Bernard.   5

ture de l'iliaque externe ; un troisième est rapporté par Maunder, sans indication de l'artère liée ; un quatrième par Gascoyen, après la ligature de la fémorale. White et Langenbeck en auraient également observés. Il est plus que probable qu'il existe d'autres exemples d'hémorrhagies secondaires après l'emploi du catgut. Mais ces cas sont bien rares relativement au grand nombre de ligatures faites avec la corde à boyau et peuvent être attribués à la mauvaise qualité du fil ou à la négligence des chirurgiens dans l'emploi des pansements antiseptiques.

A propos de plusieurs opérations faites par Maunder pendant lesquelles cet auteur employa la ligature au catgut et qui ne guérirent que par suppuration, Barwell (1) fait remarquer que la production de la suppuration n'enlève rien au mérite des ligatures au catgut. Si, en effet, ce mode d'hémostase fait éviter l'imminence d'une hémorrhagie secondaire et l'irritation de la veine satellite, ses avantages sont bien suffisants, la réunion par première intention n'étant utile qu'en temps qu'elle favorise ces résultats. Un grand nombre des observations que nous avons publiées, et en particulier plusieurs de celles recueillies dans le service de M. Faucon, montrent que le catgut résiste parfaitement à l'action du pus ; il se résorbe dans une plaie en suppuration aussi bien que dans une plaie réunie par première intention et, par conséquent, puisque les pansements antiseptiques dimi-

(1) Société clinique de Londres. The Lancet, 1875.

nuent considérablement les dangers des complications pour les plaies, l'importance de la réunion primitive nous semble bien moindre qu'autrefois.

DE LA LIGATURE DES VEINES.

Nous ne dirons que peu de chose relativement à la ligature des veines avec le catgut, Avec les fils ordinaires et les anciens pansements, c'était une opération tellement grave qu'elle était, à juste titre, combattue par la plupart des chirurgiens ; Chassaignac la regardait comme une des plus dangereuses opérations chirurgicales. Les accidents qui survenaient le plus fréquemment étaient la phlébite et la suppuration du caillot, Nélaton les attribuait à la constriction violente que subit la veine, à sa situation au fond d'une plaie plus ou moins étroite et profonde et à l'irritation causée par le fil qui joue le rôle de corps étranger et irrite les parties voisines (1).

Dans ses leçons de clinique chirurgicale, Péan rejette complètement la ligature des veines : il a vu deux cas de phlébite suppurée de la veine fémorale, à la suite d'une amputation de cuisse. Les accidents se déclarèrent chez les deux malades un mois seulement après l'opération et avaient pour point de départ une ligature métallique.

C'est aussi au fil que J. Bœckel attribue la plupart

(1) Nélaton. Pathologie chirurgicale.

des accidents consécutifs à la ligature des veines (1). La phlébite, la thrombose suppurée sont dues à l'inflammation et à la suppuration provoquées par le lien ordinaire; l'hémorrhagie elle-même ne reconnaît pas d'autre cause.

Etant donnés le peu d'irritation et même, pouvons-nous dire, l'absence d'irritation produite dans les tissus par la présence du catgut, il était naturel de penser à s'en servir pour la ligature des veines et on était en droit d'espérer pouvoir conjurer avec lui les terribles accidents qui suivaient généralement cette opération.

Pour J. Bœckel, la réunion immédiate est une condition indispensable à la réussite : le thrombus ne se ramollit et ne suppure que dans les cas de plaies ouvertes et, à l'appui, il cite une foule d'observations que nous ne pouvons transcrire ici (2). Or, pour obtenir la réunion immédiate, nous avons maintenant deux moyens excellents : la ligature au catgut et le pansement antiseptique.

Lucas-Championnière affirme qu'aujourd'hui on peut, en toute sécurité, pratiquer la ligature des veines; sans aller aussi loin que lui, nous pensons que les dangers de cette opération sont considérablement diminués.

Dans une lettre adressée à M. Nicaise (3), Lister dit que, dans les amputations, il lie toujours les veines

(1) Revue de chirurgie, I, 1881.
(2) J. Bœckel, loc. cit.
(3) Nicaise. Thèse d'agrégation, 1872,

principales pour éviter une perte inutile de sang veineux. Pendant les trois années précédentes, il a employé pour cet usage le fil de boyau préparé dont il coupe les bouts très courts ; le résultat a toujours été très satisfaisant, c'est-à-dire qu'il n'a jamais vu cette pratique être suivie de pyohémie ou d'abcès. Le même auteur a pu suturer la paroi de la veine axillaire sans voir survenir aucun accident.

Lucas-Championnière (1), Schede, Risel ont opéré la cure radicale des varices par des ligatures au catgut, et leurs malades n'ont éprouvé aucun accident grave.

Andrews se sert, pour lier les veines variqueuses, de fils formés de filaments tendineux de bœuf trempés dans une solution phéniquée ; ces fils se résorbent et les plaies se réunissent par première intention (2).

M. Faucon lie sans hésiter avec le catgut toutes les veines un peu volumineuses sectionnées dans les amputations ou dans d'autres opérations. Il lui est arrivé deux fois de lier la jugulaire externe : la première fois, durant l'extirpation d'une tumeur du cou, la seconde fois, pendant le débridement d'un phlegmon profond de la même région. Souvent aussi il a lié, dans des amputations, des veines volumineuses, telles que la fémorale, la poplitée, la brachiale, sans voir survenir aucun phénomène inquiétant. Un des amputés auquel il avait lié la veine fémorale étant

(1) Fatin. Thèse de Paris, 1880.
(2) Gaz. hebdomadaire, décembre 1869.

mort de pyohémie seize jours plus tard, on examina attentivement la veine, qui fut trouvée solidement oblitérée et ne présentant plus trace de la ligature. Elle fut ouverte dans une longue étendue et on ne put y découvrir de pus. L'infection purulente à laquelle avait succombé le malade ne put donc être attribuée à la ligature veineuse.

Les brillants résultats obtenus sont-ils dus uniquement au catgut? Non. L'emploi du pansement antiseptique est pour beaucoup dans la diminution des accidents observés après la ligature des veines.

Masi, dans la Revue clinique de Bologne, publie six observations de cure radicale des varices par la ligature de la saphène interne à l'aide de fils ordinaires, mais associée au pansement de Lister. Deux de ses malades au moment où paraissent ses observations sont opérés depuis un an et ont repris leurs occupations sans voir reparaître leurs varices. Les quatre autres étant opérés depuis moins longtemps, leur guérison ne peut encore être regardée comme définitive. En tout cas, les opérations n'ont été suivies d'aucun accident. Masi conclut que le pansement antiseptique de Lister réduit l'intervention chirurgicale pour la cure radicale des varices à une opération innocente et sans danger (1).

En admettant donc la théorie de Nélaton qui attribue les accidents consécutifs à la ligature des veines, à la suppuration de la plaie et à l'irritation causée par le fil, on peut avec juste raison affirmer que le

(1) Revue des sciences médicales, t XIX.

pansement de Lister, en diminuant beaucoup les chances de suppuration, mettra à l'abri de ces dangers, surtout si l'on supprime la cause principale d'irritation en remplaçant le fil ordinaire par le catgut.

CONCLUSIONS.

I. — Un fil de catgut *bien préparé* produit l'oblitération des vaisseaux aussi sûrement qu'un fil de soie ou de chanvre.

II. — Il est nécessaire que le calibre du fil soit proportionné à la grosseur du vaisseau à lier.

III. — Cette ligature se relâchant facilement, on doit l'assujettir par des nœuds plus solides qu'on ne le fait pour les fils ordinaires.

IV. — Les bons effets du catgut ne sont assurés que si la plaie est traitée par la méthode antiseptique.

V. — Le principal avantage du catgut est d'assurer d'une façon presque certaine la réunion immédiate des plaies.

VI. — Associé au pansement antiseptique, l'emploi du catgut permet de lier les veines en mettant à l'abri des graves accidents attribués à la ligature de ces vaisseaux.

Paris. — A. PARENT, imp. de la Fac. de médec., rue M.-le-Prince, 31.
A. DAVY, successeur.

www.ingramcontent.com/pod-product-compliance
Ingram Content Group UK Ltd.
Pitfield, Milton Keynes, MK11 3LW, UK
UKHW021647130726
13696UKWH00004B/1458